Belinda Loring

Inação perante a necessidade

Belinda Loring

Inação perante a necessidade

Como é que uma vacina contra o papilomavírus humano (HPV) financiada por fundos públicos pode ser implementada para evitar desigualdades entre maoris e não maoris

ScienciaScripts

Cover image: www.ingimage.com

This book is a translation from the original published under ISBN 978-3-659-87074-3.

Publisher:
Sciencia Scripts
is a trademark of
Dodo Books Indian Ocean Ltd. and OmniScriptum S.R.L publishing group

120 High Road, East Finchley, London, N2 9ED, United Kingdom
Str. Armeneasca 28/1, office 1, Chisinau MD-2012, Republic of Moldova, Europe
Managing Directors: Ieva Konstantinova, Victoria Ursu
info@omniscriptum.com

Printed at: see last page
ISBN: 978-620-8-41435-1

Evitar a inação face às necessidades:

Como é que uma vacina contra o papilomavírus humano (HPV) financiada por fundos públicos poderia ser implementada em Aotearoa/Nova Zelândia para evitar desigualdades de imunização entre maoris e não maoris.

Dra. Belinda Loring

B.Med (Newcastle), PGDPH

Resumo

Os maoris sofrem de maior morbilidade e mortalidade por cancro do colo do útero do que os não-maoris, e têm também taxas de vacinação com vacinas financiadas pelo Estado inferiores às dos não-maoris. A vacina contra o HPV constitui uma excelente oportunidade para prevenir os cancros do colo do útero, mas se os maoris receberem esta vacina menos do que os não maoris, as desigualdades em matéria de cancro do colo do útero para os maoris serão ainda maiores.

Objetivo: Considerar a vacina contra o HPV numa perspetiva de desigualdades e consistente com a KMR, e determinar como a vacina poderia ser implementada na Nova Zelândia para evitar o aumento das desigualdades Maori:não-Maori na imunização e no cancro do colo do útero.

Métodos: 1. *revisão crítica da literatura* para identificar estratégias para melhorar as taxas de cobertura vacinal dos Maori e de outros grupos indígenas/étnicos minoritários. 2. *Análise quantitativa dos dados de cobertura da vacinação com base na escola para as crianças de 11 anos de idade no CMDHB* - a vacina contra o HPV é recomendada para as raparigas adolescentes, mas não existem dados publicados sobre as taxas de cobertura da vacinação neste grupo etário na Nova Zelândia. 3. Análises *da Health Equity Assessment Tool (HEAT)* de possíveis opções políticas para a vacina contra o HPV na Nova Zelândia. 4. *Entrevistas a informadores-chave* com peritos em domínios como a saúde Maori, a imunização e a elaboração de políticas para melhorar as análises.

Resultados: Não existem provas suficientes relativamente às estratégias de imunização dos Maori na Nova Zelândia, embora as atitudes não pareçam explicar as desigualdades em matéria de imunização. Os programas universais de vacinação têm sido mais bem sucedidos do que os programas orientados para as populações indígenas noutros locais. A cobertura da vacinação dos 11 anos de idade através do programa escolar da CMDHB foi de 48% para os maoris e de 56% para os não-maoris, sendo a não devolução dos formulários de consentimento um dos principais factores de menor cobertura para os maoris. Há uma série de intervenções que poderiam fazer com que um programa de vacinação financiado pelo sector público funcionasse melhor para os Maori, incluindo a sensibilização nacional e local dirigida aos Maori, um formulário de consentimento culturalmente adequado e testado, a disponibilização de tempo e informação suficientes para permitir aos pais tomar uma decisão e um acompanhamento/acompanhamento intensivo culturalmente adequado. As clínicas de recuperação devem ser integradas no programa desde o início.

Conclusões: A vacina contra o HPV deve ser universalmente financiada pelo Estado para as raparigas de 11 anos, em conjunto com esforços adicionais dirigidos aos Maori, para evitar o aumento das desigualdades em matéria de imunização e de cancro do colo do útero. A vacina contra o HPV deve ser administrada através de um programa escolar, apoiado por uma base de dados de rastreio de todas as crianças que frequentam a escola e por um acompanhamento intensivo e culturalmente adequado das crianças que não devolvem os formulários de consentimento.

Agradecimentos

Em primeiro lugar, gostaria de agradecer à minha colega, a Dra. Rose Milroy, por ter inicialmente levantado este tema e por me ter encorajado a prosseguir com a dissertação. Estou muito grato à minha orientadora, a Dra. Elana Taipapaki Curtis, por ter aceite apoiar-me neste tema e por ter persistido na minha inexperiência. Agradeço muito o apoio e a orientação que me deu em cada etapa deste processo. Estou também muito grato por toda a assistência e apoio prestados ao longo do processo pela Dra. Nikki Turner do IMAC, e por Nettie Knetsch, Sue Miller e Natalie Dawson do CMDHB. Agradeço a Elizabeth Robinson por me ter tranquilizado em relação às estatísticas e a Craig Evans, da Data Synthesis, por ter ajudado a extrair os dados do PHN . Agradeço sinceramente aos cinco informadores-chave que partilharam o seu tempo e ideias de forma tão generosa, e ao Dr. Rhys Jones pelo empréstimo do seu gravador de voz digital. Também estou ciente do meu próprio privilégio não merecido que me colocou na posição de fazer este trabalho, à custa de outros, e reconheço a obrigação ligada a essa desigualdade.

Agradeço também a ajuda financeira que me foi concedida enquanto estagiário da Faculdade de Medicina de Saúde Pública da Australásia (AFPHM), que me permitiu e realizar este projeto.

ÍNDICE DE CONTEÚDOS:

Lista de abreviaturas/Glossário

AIAN	American Indians/Alaskan Natives (USA)
Aotearoa	Māori name for New Zealand, often translated as "Land of the Long White Cloud"
ATSI	Aboriginal & Torres Strait Islanders (Australia)
CBG	CBG Health Research Limited – an independent provider of health services research in New Zealand
CDC	Center for Disease Control and Prevention (USA)
CMDHB	Counties Manukau District Health Board
Cultural deficit explanation	An explanation which emphasises negative or lacking characteristics, based on internal deficiencies of a cultural group (1)
DHB	District Health Board
dTap-IPV	The diphtheria, tetanus, acellular pertussis and inactivated polio vaccine, recommended for 11 year olds in New Zealand as part of the National Immunisation Schedule.
GP	General Practitioner
Health inequalities	Differences in health that are unnecessary, avoidable and unjust. Strictly speaking, "inequality" describes any difference in health, where "inequity" describes inequalities which are unfair or unjust (2). For the purposes of this dissertation, the term "health inequalities" will be used interchangeably with "health disparities" and "health inequities", as the view is taken that the health inequalities for Māori *are* inequities, not just acceptable health differences.
HEAT	The Health Equity Assessment Tool
HPV vaccine	A vaccine which prevents infection with any of the

	oncogenic subtypes of human papillomavirus. The two HPV vaccines currently available both protect against HPV sub-types 16 & 18, which are believed to cause 70% of cervical cancers.
HPV	Human papillomavirus
IHS	Indian Health Service (USA)
Institutional racism	Differential access to the goods, services and opportunities of society by race, often evident as inaction in the face of need (3).
Iwi	Māori tribal group
KMR	Kaupapa Māori Research, a methodological approach to research.
MeNZB™	A three dose vaccine developed to control New Zealand's group B meningococcal epidemic
MMR	Measles, mumps and rubella vaccine
NZ	New Zealand
NFID	National Foundation for Infectious Disease (USA)
NIR	National Immunisation Register
NIS	National Immunisation Schedule
OR	Odds ratio - the odds of an event occurring in one group compared to the odds of it occurring in another group
Pākehā	Commonly used in New Zealand to describe a person with mostly European ancestry, but is a subjective assessment that has different interpretations to different people.
PHO	Primary Health Organisation
PHNs	Public Health Nurses
Publicly funded vaccine	A vaccine included on the National Immunisation Schedule and provided free of charge to eligible people in New Zealand by the Ministry of Health.

READII	The Racial and Ethnic Disparities in Immunizations Initiative (USA)
RR	Relative risk – the probability of an event occurring in the exposed group relative to the non-exposed group.
SBVS	School Based Vaccination System
Te ORA	Te Ohu Rata o Aotearoa – Māori Medical Practitioners' Association
Te Kupenga Hauora Māori	Department of Māori Health, Faculty of Medicine and Health Sciences, University of Auckland
USA	United States of America
Victim-blaming	Explanations which play down the impact of social and cultural influences on health and believe that health is largely the result of individual behaviours and choices, meaning that individuals or groups are blamed for their health problems (4)

CAPÍTULO 1

Introdução e visão geral

Os maoris sofrem de maior morbilidade e mortalidade por cancro do colo do útero do que os não maoris, e têm também taxas de vacinação com vacinas financiadas publicamente mais baixas do que os não maoris. O cancro do colo do útero é causado pelo vírus do papilomavírus humano (HPV), uma infeção comum que a maioria das mulheres sexualmente activas adquire durante a vida (5, 6). A vacina contra o HPV, recentemente desenvolvida, constitui uma excelente oportunidade para prevenir até 70% dos cancros do colo do útero (6), mas se os Maori, que são os mais necessitados, forem também os que têm menos probabilidades de serem vacinados, as desigualdades em matéria de cancro do colo do útero para os Maori serão perpetuadas e talvez ainda mais alargadas.

O objetivo desta dissertação é determinar a forma como uma vacina contra o HPV financiada por fundos públicos poderia ser implementada na Nova Zelândia, de modo a garantir que:

1. A implementação da vacina contra o HPV não aumenta ainda mais as disparidades existentes em matéria de cancro do colo do útero para os Maori.
2. A vacina contra o HPV é implementada, utilizando as melhores provas possíveis, para reduzir intencionalmente as desigualdades entre maoris e não maoris.

O objetivo desta dissertação é considerar especificamente a implementação da vacina contra o HPV numa perspetiva de desigualdades e utilizar as provas disponíveis para fazer recomendações políticas para uma estratégia de vacinação contra o HPV na Nova Zelândia. Este objetivo está em conformidade com as obrigações do Governo de reduzir as desigualdades para os Maori, enquanto população indígena da Nova Zelândia, ao abrigo do Tratado de Waitangi e da Lei da Saúde Pública e da Deficiência da Nova Zelândia de 2000 (7). A dissertação fornecerá também uma análise das taxas de cobertura da vacinação de crianças de 11 anos de idade maori e não maori num contexto escolar, que não está atualmente disponível na literatura, para melhor informar as recomendações relativas à implementação da vacina contra o HPV.

As actuais desigualdades nas taxas de cobertura das vacinas financiadas com fundos públicos na Nova Zelândia (8-11) demonstram que o simples facto de disponibilizar gratuitamente uma vacina não garante uma adesão equitativa dos Maori. A menos que a implementação da vacina contra o HPV seja especificamente considerada numa perspetiva de desigualdades, é provável que disparidades semelhantes se apliquem a esta vacina. A Nova Zelândia precisa de uma estratégia de implementação da vacina que tenha como objetivo garantir o acesso equitativo dos maoris, para que a implementação da vacina contra o HPV não perpetue ou alargue inadvertidamente as desigualdades existentes no domínio da saúde.

Esta dissertação está dividida em quatro secções. A primeira secção inclui os capítulos de introdução e de enquadramento. A secção dois abrange a metodologia e os métodos, a secção três descreve os resultados e a secção quatro contém a discussão, as conclusões e as recomendações. Segue-se uma breve descrição de cada capítulo:

O Capítulo 2 - Antecedentes discute o contexto das desigualdades na saúde dos Maori na Nova Zelândia, em particular as relacionadas com o cancro do colo do útero e a cobertura da imunização, e descreve a razão pela qual estas desigualdades devem ser abordadas. Este capítulo também fornece uma visão geral da vacina contra o HPV, da Ferramenta de Avaliação da Equidade na Saúde e da atual oferta de imunização na Nova Zelândia.

Capítulos - Methodo/ogysummarises Kaupapa Maori methodological theory and outlines how a Kaupapa Maori consistent approach will be taken in this dissertation, by a non-Maori researcher.

O Capítulo 4 - Métodos descreve, por sua vez, os métodos utilizados para efetuar a revisão da literatura internacional, a análise quantitativa dos dados de vacinação dos 11 anos de idade, as análises HEAT e as entrevistas a informadores-chave.

O Capítulo 5 - Análise da literatura internacional contém os resultados da análise da literatura. Em primeiro lugar, são descritas as provas relacionadas diretamente com os Maori, seguidas das provas relacionadas com outros grupos indígenas, outras minorias étnicas e, por último, os adolescentes.

O Capítulo 6 - Análise quantitativa do programa de vacinação escolar do 7º ano da CMDHB descreve os resultados da análise quantitativa dos dados de vacinação dos alunos de 11 anos da CMDHB, incluindo as percentagens de devolução do formulário de consentimento, o consentimento e a receção da vacinação por etnia, incluindo os riscos relativos para os Maori em comparação com os alunos não Maori.

O Capítulo 7 - Análises HEAT contém os resultados da aplicação da Ferramenta de Avaliação da Equidade na Saúde, primeiro à atual política de vacinação contra o HPV de financiamento exclusivamente privado e, depois, a uma série de opções políticas alternativas.

O Capítulo 8 - Entrevistas com informadores-chave apresenta em pormenor os principais temas e ideias das entrevistas com informadores-chave, relacionados com as opções políticas para a implementação da vacina contra o HPV e com as formas de evitar desigualdades na imunização dos Maori.

O Capítulo 9 - Discussão inclui um debate sobre as conclusões das quatro fontes, incluindo as limitações e a generalização destes resultados. Segue-se uma discussão geral, incluindo as implicações destes resultados para uma política de vacinação contra o HPV na Nova Zelândia

O Capítulo 10 - Conclusões e recomendações resume as principais evidências e conclusões de cada fonte e, em seguida, oferece recomendações para mais investigação qualitativa e quantitativa. Este capítulo oferece sugestões para tornar a política de imunização em geral mais equitativa para os Maori na Nova Zelândia e conclui com recomendações para uma política de vacina contra o HPV que aborde as desigualdades Maori:não-Maori.

CAPÍTULO 2

Antecedentes

2.1 Introdução

Este capítulo apresenta uma visão geral do contexto das desigualdades em matéria de saúde para os Maori, incluindo as que se relacionam especificamente com o cancro do colo do útero e a cobertura da imunização, e explica por que razão estas desigualdades devem ser abordadas. Este capítulo também apresenta a vacina contra o HPV, a Ferramenta de Avaliação da Equidade em Saúde e o método atual de administração de vacinas com financiamento público na Nova Zelândia.

2.2 Desigualdades na saúde dos maoris

Os maoris têm um estado de saúde mais precário do que os não-maoris na Nova Zelândia, uma situação que é semelhante à dos povos indígenas em todo o mundo. Através da colonização, da assimilação, da marginalização e da discriminação, os maoris sofreram uma degradação cultural e física e nasceram com vidas mais curtas, mais doentes, mais pobres e mais perigosas do que a população não indígena da Nova Zelândia. Tendo em conta este contexto, não é surpreendente que os maoris tenham o pior estado de saúde de todos os grupos étnicos da Nova Zelândia (12). De acordo com os dados de 2002, a esperança média de vida dos maoris é 8,5 anos inferior à dos não-maoris. Esta disparidade é maior do que em 1980, quando a diferença era de 7,7 anos (13). As disparidades de saúde dos maoris são piores, em quase todos os indicadores, do que as das populações indígenas do Canadá e dos EUA, e apenas ligeiramente melhores do que as dos aborígenes australianos e dos habitantes das ilhas do Estreito de Torres (14, 15).

As causas desta desigualdade no estado de saúde são múltiplas. O estatuto socioeconómico é frequentemente sugerido como um fator que contribui para piores resultados em termos de saúde para os Maori. Mais de 56% dos maoris encontram-se nos três decis socioeconómicos mais desfavorecidos (16), e factores socioeconómicos como a pobreza, o desemprego, a falta de transportes e de educação influenciam inegavelmente a saúde. No entanto, é importante notar que os maoris têm piores resultados em termos de saúde do que os não-maoris em cada ponto da escala socioeconómica (16, 17), o que indica que a etnia, ou indigeneidade, está independentemente relacionada com uma saúde mais precária, para além do estatuto socioeconómico.

Há também algumas provas de que existem diferenças nos cuidados de saúde recebidos pelos maoris em relação aos não maoris. Os maoris sofrem de taxas mais elevadas de doenças crónicas, em especial doenças cardiovasculares, diabetes, doenças mentais e cancro, e a sua mortalidade por estas doenças é mais elevada (18). As elevadas taxas de comorbilidade e de incapacidade contribuem para resultados piores, mas, apesar da maior necessidade, a taxa de intervenções cardiovasculares dos maoris é inferior à dos não-maoris, reflectindo barreiras mais amplas no acesso e na prestação de serviços de saúde (18). Isto sugere que as desigualdades na saúde dos Maori podem estar relacionadas com a influência de factores mais amplos, como o racismo institucional, que Jones (3) define como

> "acesso diferenciado a bens, serviços e oportunidades da sociedade em função da raça. É estrutural, tendo sido codificado nas nossas instituições de costumes, práticas e leis, pelo que não é necessário haver um perpetrador identificável. De facto, o racismo institucionalizado é muitas vezes evidente como inação face à necessidade."

É igualmente importante recordar que a saúde para os Maori vai para além da medição da morte e da doença. A Organização Mundial de Saúde (OMS) define a saúde como "um estado de completo bem-estar mental, físico e social, e não apenas a ausência de doença ou enfermidade" (19). Os conceitos de saúde dos Maori são ainda mais holísticos. O modelo Whare Tapa Wha de saúde Maori (20) descreve a saúde como um equilíbrio entre os elementos wairua (espiritual), hinengaro (mental), tinana (físico) e whanau (família alargada). Destes elementos, os maoris tendem a considerar wairua como o mais essencial para uma boa saúde (20, 21), mas este é talvez também o mais mal compreendido e abordado nos serviços de saúde tradicionais. Embora esta dissertação não se centre neste modelo holístico como parte do âmbito da investigação, trata-se de uma questão importante que deve ser objeto de maior atenção quando se avalia o estado de saúde dos Maori. Os dados sobre a morbilidade e a mortalidade não contam a história completa da saúde maori - para termos uma noção real do estado de saúde maori, precisamos de fazer mais para medir a saúde maori de acordo com os conceitos de saúde maori.

2.2.1 Desigualdades relacionadas com o cancro do colo do útero na Nova Zelândia

O cancro do colo do útero é o nono tipo de cancro mais comum entre as mulheres da Nova Zelândia em geral, mas é o terceiro tipo de cancro mais comum entre as mulheres Maori (22). Todos os anos, há 180 novos casos de cancro do colo do útero na Nova Zelândia, com 60 mortes (23). Em comparação com os não maoris, os maoris têm o dobro da incidência e quatro vezes a taxa de mortalidade por cancro do colo do útero (23). Estes números podem subestimar o peso do cancro do colo do útero para os Maori, uma vez que se verificou que os dados sobre a etnia, tanto no Registo Nacional do Cancro como no Programa Nacional de Rastreio do Colo do Útero, registavam incorretamente cerca de 20% das mulheres Maori como não-Maori (22). Até agora, o rastreio cervical tem sido o único método disponível para prevenir o cancro do colo do útero, mas tem sido difícil encorajar todas as mulheres a aceder a este rastreio. Apenas 73% das mulheres elegíveis na Nova Zelândia se submetem ao rastreio cervical, incluindo apenas 46% das mulheres Maori (22). A questão do cancro do colo do útero é ainda mais sensível na Nova Zelândia na sequência de dois grandes inquéritos, o Inquérito Cartwright, em 1987, sobre o tratamento antiético de mulheres com anomalias do colo do útero, e o Inquérito Gisborne, em 1999, sobre a subnotificação de esfregaços cervicais anormais na região de Tarawhiti (22), ambos com um impacto desproporcionado nas mulheres Maori. Uma análise recente do rastreio do cancro do colo do útero na Nova Zelândia refere que as mulheres maoris parecem ser menos bem servidas do que as não maoris em todas as fases do rastreio (22). Este relatório também observou que as falhas da via de rastreio não explicam adequadamente o aumento da mortalidade por cancro do colo do útero para os Maori, indicando que outros factores contribuem para esta disparidade.

2.2.2 Desigualdades relacionadas com a cobertura da vacinação na Nova Zelândia

Em todos os inquéritos neozelandeses sobre a cobertura da vacinação, os maoris têm registado taxas de vacinação significativamente inferiores às dos não maoris (11). Embora as taxas de cobertura tenham vindo a aumentar lentamente, o objetivo da Estratégia Nacional de Imunização de 1995 de ter 95% das crianças de 2 anos totalmente vacinadas até ao ano 2000 (10) está ainda longe de ser atingido. Em 1992, o nível nacional de crianças de 2 anos totalmente imunizadas era de 60%, e apenas 42% para os Maori (11). Os dados do norte da Nova Zelândia em 1996 revelaram resultados semelhantes, com uma cobertura de 63% para as crianças de 2 anos e de 45% para os Maori (8). O Inquérito Nacional sobre a Cobertura da Vacinação Infantil de 2005 revelou que as taxas globais de cobertura aos 2 anos de idade tinham aumentado para 77,4%, com uma taxa de 69% para os Maori em comparação com 80,1% para os Pakeha (11). Este inquérito também detectou uma tendência para a diminuição das taxas de cobertura com cada dose sequencial de vacinas multidose (11). Não existem dados disponíveis sobre as taxas de cobertura das crianças neozelandesas com mais de 2 anos, pelo que é difícil prever até que ponto estes valores de cobertura se aplicam ao grupo etário dos adolescentes.

2.3 Porque é que as desigualdades na saúde dos Maori têm de ser abordadas

As disparidades existentes entre a saúde dos maoris e dos não-maoris são injustas e evitáveis (16) e merecem uma atenção urgente. O facto de as crianças nascidas hoje na Nova Zelândia poderem ser lançadas em dois percursos de vida divergentes, com resultados diferentes em termos de saúde, educação, sociais e económicos, com base na sua etnia, é uma questão que exige atenção apenas por razões de direitos humanos e justiça social. A persistência de disparidades sanitárias e socioeconómicas para os maoris, tal como para outras populações indígenas, reflecte a influência contínua da colonização e a incapacidade dos detentores do poder de reconhecerem a inadequação das suas próprias políticas, da sua governação e da sua civilização para satisfazerem de forma justa as necessidades de todos aqueles que pretendem liderar. Os descendentes dos colonizadores têm de reconhecer que são os beneficiários de gerações de governação e de políticas que foram desequilibradas nos seus benefícios e efeitos, e aceitar uma maior responsabilidade para usar a sua vantagem não merecida para criar estratégias e acções para retificar o desequilíbrio nas suas sociedades. Este facto é apoiado por uma vasta literatura sobre privilégios não merecidos (2427), que McIntosh (26) descreve como pessoas do grupo dominante que trabalham a partir de uma base de vantagens não reconhecidas que são ensinadas a não reconhecer:

> "Como pessoa branca, apercebi-me de que tinha sido ensinada sobre o racismo como algo que coloca os outros em desvantagem, mas que não tinha sido ensinada a ver um dos seus aspectos corolários, o privilégio branco, que me coloca em vantagem."

A investigação sugere que a redução das desigualdades na saúde dos Maori pode beneficiar todos os neozelandeses. Howden-Chapman et al (citado em 28) demonstraram que, nos países industrializados, a distribuição da riqueza nacional está mais estreitamente relacionada com a esperança de vida do que a própria riqueza nacional per capita. A redução das desigualdades tem demonstrado melhorar a saúde de todos os membros da população - e não apenas daqueles que se encontram no grupo mais carenciado (28).

O Governo da Nova Zelândia tem a responsabilidade adicional de abordar as desigualdades na saúde dos Maori, na qualidade de signatário do Tratado de Waitangi. O Tratado foi redigido em 1840 pelo Tenente-Governador Hobson, sob instruções da Grã-Bretanha para tomar posse da Nova Zelândia com o consentimento dos chefes maoris (29). Trata-se de um documento que formalizou a relação entre os Maori e a Coroa e estipulou a natureza dessa relação. Em suma, o texto maori do Tratado (que deveria ser a versão utilizada, de acordo com a regra jurídica internacional *contra proferentem*, segundo a qual, em caso de desacordo entre os textos de tratados bilingues, o tratado deve ser interpretado contra a parte que o redigiu (30, 31)) confere aos britânicos o direito de formar um governo (artigo 1.º), aos maoris a manutenção da sua autoridade de chefe e a proteção dos seus tesouros culturais e materiais (artigo 2.º) e aos maoris o direito a benefícios de cidadania iguais aos dos britânicos (artigo 3.º).

A existência de desigualdades na saúde dos maoris pode ser vista de várias formas como uma violação do Tratado por parte do Governo da Nova Zelândia. O Tratado de Waitangi prevê a proteção da saúde dos maoris *e* das *determinantes* da saúde maori em cada um dos seus três artigos. No primeiro artigo, os Maori conferiram à Coroa o direito e a responsabilidade de formar um governo. Como afirma Reid, "se o estado de saúde dos maoris é uma medida de substituição da boa governação garantida no artigo 1.º..., os governos recentes e as suas políticas sociais e económicas não têm sido suficientes" (32). Há provas de que a política social da década de 1990 na Nova Zelândia teve um efeito negativo na saúde dos maoris (13). No segundo artigo, é garantida aos maoris a autodeterminação e a proteção de todos os seus tesouros culturais e físicos. Há quem defenda que a saúde em si é um taonga ou tesouro e que, por isso, deve ser protegida ao abrigo do Tratado (20, 31). Mesmo sem aceitar este argumento, o acesso à cultura, à língua, à autonomia, à terra e à família é parte integrante da saúde maori, como ilustrado anteriormente pelo modelo Whare Tapa Wha (20). O direito dos maoris à autodeterminação, previsto no artigo 2.º, implica que os maoris têm o direito de controlar a sua saúde e de participar em todos os aspectos da tomada de decisões, da investigação, do desenvolvimento e da prestação de serviços. O Governo reconhece que tal não se verificou de forma adequada (12, 33). O terceiro artigo do Tratado promete aos maoris os mesmos benefícios de cidadania que a todas as outras pessoas. Isto implica noções de equidade e igualdade, e pode ser aplicado diretamente à saúde, em termos de igualdade de resultados, acesso e serviços de saúde. As disparidades existentes entre a saúde dos maoris e dos não-maoris implicam que estas obrigações não foram cumpridas.

Para além das obrigações decorrentes do Tratado, a eliminação das desigualdades na saúde dos Maori é apoiada pelos temas de outras declarações internacionais sobre direitos humanos, direitos indígenas, justiça social e saúde. Como observa Durie, "o Tratado não incorpora a soma total dos direitos indígenas" (34 p265). O Projeto de Declaração das Nações Unidas para os Direitos dos Povos Indígenas (35) declara que

todos os grupos indígenas têm o direito, entre outros, à autodeterminação (incluindo sobre a sua saúde), bem como o direito a quaisquer medidas especiais que possam ser necessárias para melhorar as suas condições, incluindo a saúde, e ao reconhecimento e aplicação de quaisquer tratados com o Estado.

2.4 Alinhamento com as estratégias nacionais e internacionais

A redução das desigualdades no estado de saúde dos maoris é um objetivo fundamental do principal documento estratégico do governo para a saúde na Nova Zelândia, a Estratégia de Saúde da Nova Zelândia (36). Este objetivo é reforçado noutras estratégias governamentais importantes, incluindo He Korowai Oranga: Estratégia de Saúde Maori (12), Whakatataka: Plano de Ação para a Saúde Maori 2002-2005 (37) e Redução das Desigualdades na Saúde (38). Além disso, a redução das desigualdades nas taxas de cobertura da imunização para os maoris é uma prioridade fundamental do programa Immunisation in New Zealand do Ministério da Saúde: Strategic Diretions 2003-2006 (39), do Ministério da Saúde, e a redução do peso desproporcionado do cancro sofrido pelos maoris é um objetivo primordial da Estratégia de Controlo do Cancro da Nova Zelândia (40), que afirma que: "reduzir as desigualdades para os Maori é uma obrigação do Tratado de Waitangi e uma prioridade para o Governo" (p12). O Ministério da Saúde e os Conselhos Distritais de Saúde têm a responsabilidade legal de reduzir as desigualdades no domínio da saúde ao abrigo da Lei neozelandesa sobre Saúde Pública e Deficiência de 2000 (7). A secção 3(3)(a) da Lei da Saúde Pública e da Deficiência estabelece especificamente que nada nesta lei confere a uma pessoa o direito de "acesso preferencial a serviços com base na raça" (41). A estratégia global de saúde reprodutiva da Organização Mundial de Saúde (42), aprovada pela Nova Zelândia e outros Estados-Membros na 57.ª Assembleia Mundial de Saúde, identificou o combate às infecções sexualmente transmissíveis como uma área prioritária e abordou especificamente a prevenção do cancro do colo do útero. Na 58.ª Assembleia Mundial da Saúde, os Estados membros aprovaram uma nova estratégia global de imunização que apelava à igualdade de acesso às vacinas para todas as crianças, adolescentes e adultos (43).

2.5 A Ferramenta de Avaliação da Equidade na Saúde (HEAT)

O Health Equity Assessment Tool (HEAT) foi desenvolvido para fornecer um quadro de análise das políticas e intervenções no domínio da saúde numa perspetiva de desigualdade no contexto neozelandês (44). A utilização de uma tal "lente de equidade" é necessária na política de saúde, porque sem avaliar o impacto das políticas ou intervenções actuais e das novas políticas ou intervenções planeadas sobre as desigualdades, o sector da saúde corre o risco de perpetuar ou alargar as desigualdades existentes na saúde (45). O HEAT consiste num conjunto de perguntas (Anexo 2) concebidas para "desafiar o utilizador a pensar de forma mais ampla sobre os impactos das questões e respostas de saúde na equidade" (44), e pode ser utilizado prospectivamente quando se consideram novas intervenções, ou como uma ferramenta para avaliar os programas existentes numa perspetiva de equidade. Os criadores do HEAT recomendam que a sua melhor utilização seja feita por um grupo de pessoas que reflictam a variedade de pontos de vista da comunidade com que se está a trabalhar (44). As vantagens da utilização da HEAT consistem no facto de centrar o sector da saúde no seu próprio papel na criação ou manutenção das desigualdades e, ao incentivar a atenção para as determinantes estruturais e intermédias mais amplas das desigualdades na saúde, promove uma maior compreensão das razões pelas quais as intervenções destinadas a melhorar a saúde a um nível do percurso podem não reduzir as desigualdades (44).

2.6 A vacina contra o HPV

O advento da vacina contra o HPV anuncia uma oportunidade empolgante para reduzir a incidência de cancros do colo do útero. A maioria das mulheres sexualmente activas adquire o HPV em alguma fase da sua vida (46) e o HPV é considerado uma causa necessária para o desenvolvimento do cancro do colo do útero (47). Foram identificados cerca de 15 subtipos oncogénicos do vírus. As meta-análises internacionais sugerem que os tipos 16 e 18 causam 70% dos cancros do colo do útero (6, 46), sendo os restantes causados por 13 outros subtipos. Uma vez que esta evidência reúne dados de ensaios efectuados em vários países, os números globais não revelam as variações regionais significativas no padrão de prevalência dos subtipos. Com base nestas provas, foram desenvolvidas duas vacinas contra o HPV. A Gardasil, licenciada na Nova Zelândia desde setembro de 2006 para utilização em mulheres dos 9 aos 26 anos e em rapazes dos 9 aos 15 anos (48), visa os HPV 16 e 18, bem como os HPV 6 e 11, dois subtipos que não causam cancro, mas que estão na origem de 90% das verrugas genitais. A outra vacina, Cervarix, que ainda não está autorizada na Nova Zelândia, visa apenas os HPV 16 e 18 (49). Os ensaios realizados até à data revelaram que ambas as vacinas são seguras, bem toleradas e 100% eficazes na prevenção da infeção por esses subtipos específicos (46).

Existem algumas provas que sugerem que este padrão de prevalência de subtipos de HPV pode não ser o mesmo para todas as regiões ou etnias (50-52), ou mesmo para subgrupos dentro de uma população (53, 54), e que uma maior proporção de cancros do colo do útero em algumas áreas pode ser causada por subtipos diferentes do 16 e 18. Por exemplo, o HPV 18 não foi detectado num estudo de mulheres tunisinas, mas os HPV 58 e 82 foram inesperadamente prevalentes (50) e apenas 31,9% da infeção por HPV em Taiwan se deveu aos HPV 16 e 18 (51). Está atualmente em curso um estudo australiano para avaliar se existem diferenças na prevalência de subtipos de HPV entre mulheres indígenas e não indígenas, e entre mulheres rurais e urbanas na Austrália (55). Não existem dados publicados sobre a prevalência dos subtipos de HPV na Nova Zelândia ou na Australásia. Também não existem dados sobre diferenças entre grupos étnicos numa população. Se a Nova Zelândia tiver uma prevalência de subtipos diferente da das meta- análises internacionais, as vacinas actuais não serão tão eficazes na prevenção do cancro do colo do útero neste país. Além disso, se o perfil dos subtipos diferir em função da etnia, as vacinas actuais funcionarão melhor para algumas etnias do que para outras, o que terá implicações importantes para as desigualdades étnicas já acentuadas na Nova Zelândia no que respeita ao cancro do colo do útero.

Atualmente, a vacina contra o HPV só está disponível na Nova Zelândia se for adquirida a título privado nos cuidados primários, a um custo de 450 dólares para o curso de três doses (56). Uma vez que os Maori estão sobre-representados nos decis mais desfavorecidos (16), esta vacina tem o potencial de aumentar ou reduzir as desigualdades no cancro do colo do útero para os Maori, dependendo da forma como é implementada. Em 2006, o Centro de Controlo de Doenças dos Estados Unidos acrescentou a vacina contra o HPV como uma vacinação recomendada para raparigas com idades compreendidas entre os 9 e os 26 anos, e incluiu-a na lista de vacinas fornecidas gratuitamente a crianças indígenas e com baixos rendimentos através do Programa Vacinas para Crianças (57). Também em 2006, o Comité Consultivo para as Práticas de Imunização dos EUA recomendou a administração da vacina a todas as raparigas entre os 11 e os 12 anos de idade (58). Nos EUA, cabe a cada estado decidir se a utilização universal da vacina deve ser financiada ou obrigatória e, desde maio de 2007, pelo menos 41 estados introduziram legislação para exigir, financiar ou educar o público sobre a vacina contra o HPV (58). Desde o início de 2007, a vacina contra o HPV também tem sido totalmente financiada pelo sector público na Austrália (59). O programa australiano envolve a administração da vacina a um grupo-alvo contínuo de raparigas de 12 e 13 anos de idade no primeiro ano do ensino secundário, bem como um programa de recuperação para todas as raparigas com idades compreendidas entre os 13 e os 26 anos, através de uma combinação de programas escolares e cuidados primários (59). Em 2007, foi também anunciado o financiamento público da vacina contra o HPV no Canadá (60), em Espanha, em Itália e na Alemanha (61).

2.7 Vacinação financiada pelo sector público na Nova Zelândia

O calendário de imunização da Nova Zelândia (apêndice 1) enumera as vacinas actuais que são fornecidas gratuitamente na Nova Zelândia, financiadas pelo Ministério da Saúde. Nenhuma outra vacina é fornecida gratuitamente, exceto se existir um programa especificamente financiado em resposta a uma necessidade reconhecida (11).

A maioria das vacinas na Nova Zelândia é administrada por enfermeiros de clínica geral (62). No caso da vacinação contra a dTaP-IPV aos 11 anos de idade, o local de administração da vacina varia, sendo as crianças da Ilha do Norte imunizadas principalmente através de programas escolares e as crianças da Ilha do Sul imunizadas exclusivamente nos cuidados primários (63). Não existe uma política nacional relativa ao local de administração da vacina a crianças em idade escolar na Nova Zelândia e, mesmo quando existe um programa escolar, os pais podem optar por vacinar os filhos nos cuidados primários. Os programas de vacinação nas escolas também foram utilizados na Nova Zelândia para programas de recuperação e controlo de epidemias, como a campanha MMR em 1997 (62) e o programa MeNZB™ de 2004-2006 (64).

O local mais provável para a vacina contra o HPV ser acrescentada ao calendário nacional de imunização seria aos 11 anos de idade, com a atual vacina dTap-IPV (63). Não existe informação publicada sobre as taxas de cobertura da vacinação para este grupo etário na Nova Zelândia. O Registo Nacional de Imunização (NIR) foi implementado em 1995 para registar o historial de imunização de todas as crianças da Nova Zelândia e permitir uma avaliação mais precisa da cobertura vacinal. No entanto, apenas as crianças nascidas a partir de 1995 estão atualmente incluídas na base de dados, pelo que o NIR não registará qualquer informação sobre as vacinas dos 11 anos de idade até 2016. Estudos anteriores revelaram taxas de cobertura mais baixas para vacinas que envolvem mais de uma dose (11), o que poderia ter implicações para a vacina de três doses contra o HPV. Não existe nenhuma vacina na Nova Zelândia que sirva de comparação perfeita com o HPV - a vacina dTap-IPV para os 11 anos é a única vacina atualmente administrada nesta idade, mas é uma dose única, e a única vacina de três doses administrada a este grupo etário foi a MeNZB™, que se destinava a todos os menores de 20 anos como parte de uma campanha única.

2.8 Resumo

Em resumo, existem grandes desigualdades em matéria de saúde para os Maori, nomeadamente no que se refere ao cancro do colo do útero e à cobertura da vacinação. Há provas significativas de que as desigualdades dos maoris devem ser abordadas, incluindo na perspetiva do Tratado de Waitangi, dos direitos indígenas e dos direitos humanos. Isto é coerente com as estratégias nacionais e internacionais. A Health Equity Assessment Tool (ferramenta de avaliação da equidade na saúde) foi especificamente desenvolvida para considerar as implicações da política de saúde em termos de equidade num contexto neozelandês. A vacina contra o HPV é eficaz para prevenir o desenvolvimento da maioria dos cancros do colo do útero e já é financiada pelos governos de vários países. A Nova Zelândia precisa de desenvolver uma política para a vacina contra o HPV que reduza, em vez de aumentar, as desigualdades para os Maori.

CAPÍTULO 3

Metodologia

3.1 Introdução

A abordagem metodológica desta dissertação tem como objetivo ser consistente com uma metodologia de investigação Kaupapa Maori (KMR). O termo "metodologia consistente com a KMR" é utilizado para os fins desta dissertação, porque o investigador acredita que um não-maori é incapaz de conduzir uma abordagem verdadeiramente KMR. No entanto, considera-se que um investigador não maori pode ainda assim abordar a investigação de uma forma consistente com a KMR, esperando-se que tenha mais hipóteses de obter resultados positivos para os Maori do que se aderir a uma metodologia semelhante baseada no contexto cultural do próprio investigador, como a Teoria Crítica. A KMR dá prioridade às preocupações dos Maori e é a abordagem metodológica mais apropriada para examinar criticamente as disparidades de imunização e explorar políticas e estratégias para melhor servir as necessidades dos Maori. Este capítulo apresenta uma breve panorâmica da KMR, discute depois o que a KMR significa para um investigador não maori e descreve como uma abordagem consistente com a KMR será aplicada nesta dissertação.

3.2 Visão geral da KMR

Kaupapa Maori é um quadro teórico em evolução, que coloca firmemente os Maori no centro e legitima o conhecimento e as formas de ser Maori. Este ponto de vista subjacente de que os Maori são o "comum" e não o "outro", contrasta com o contexto histórico da investigação em que os Maori (juntamente com outros povos indígenas) foram investigados, classificados e explicados de acordo com a epistemologia estrangeira da teoria científica ocidental. De acordo com a sua natureza contra-hegemónica, a KMR resiste à tendência de ser limitada por definições ou critérios ocidentais rígidos. A KMR é necessariamente "múltipla, em vez de uma forma singular e universal de ser" (65) e pode ser utilizada uma vasta gama de métodos de investigação para atingir os objectivos da KMR. Alguns autores caracterizam a KMR pelo seu objetivo, ao estabelecer uma diferença positiva para os Maori, na procura de mudanças sociais e institucionais, privilegiando o conhecimento e as formas de ser Maori (66). Outros descrevem a KMR encapsulando alguns dos seus principais princípios e caraterísticas. Graham Hingangaroa Smith (citado em 65) descreve os seguintes seis princípios da KMR:

1. Tino Rangatiratanga (princípio da autodeterminação) - reforçar o objetivo dos maoris de procurar um controlo mais significativo sobre as suas vidas e o seu bem-estar.
2. Taonga tuku iho (princípio da aspiração cultural) - afirmação da posição de que ser maori é válido e considerado a norma.
3. Ako Maori (princípio da pedagogia culturalmente preferida) - promove formas de conhecimento e aprendizagem que são exclusivamente Maori.
4. Kia piki ake i nga raruraru o te kainga (princípio da medicação socioeconómica) - aborda a capacidade colectiva de intervir com êxito apesar das pressões negativas das desvantagens socioeconómicas dos Maori.
5. Whanau (princípio da estrutura familiar alargada) - reconhece a contribuição necessária para o progresso dos Maori, das estruturas culturais Maori que envolvem a família alargada e a responsabilidade colectiva.
6. Kaupapa (princípio da responsabilidade colectiva) - as iniciativas são mantidas juntas por uma filosofia comum partilhada ou "kaupapa"

A KMR também envolve geralmente uma crítica das estruturas de poder e das desigualdades na Nova Zelândia (67), bem como das construções e definições Pakeha dos Maori (65). A KMR está frequentemente alinhada com a Teoria Crítica, uma vez que ambas partilham elementos comuns na tentativa de desafiar as injustiças e alcançar uma transformação emancipatória. Graham

Hingangaroa Smith descreveu a KMR como uma Teoria Crítica localizada para os Maori (68). No entanto, a Teoria Crítica baseia-se no seu próprio contexto cultural europeu, e outros resistem à noção de classificar a KMR nestes termos (67). Bishop (68) afirma que os Maori têm, de facto, falhado nas abordagens da Teoria Crítica à investigação e emancipação, e que a KMR reflecte uma forma de resistência às teorias críticas padrão. Apesar de elementos e objectivos semelhantes, a KMR é, sem dúvida, uma teoria metodológica completamente distinta, baseada exclusivamente no antigo conhecimento cultural Maori e sendo continuamente remodelada pelas realidades Maori contemporâneas. Alguns discordam que a KMR seja uma metodologia sólida, com base na sua "rejeição da metodologia de investigação ortodoxa, incluindo critérios padrão de avaliação das reivindicações de conhecimento" (69). No entanto, adotar uma abordagem metodológica da KMR não significa necessariamente rejeitar práticas científicas sólidas - as duas não têm de ser mutuamente exclusivas e, de facto, a adesão a princípios científicos sólidos é muitas vezes essencial para produzir investigação KMR de boa qualidade (70).

3.3 O que significa para um investigador não-maori uma abordagem coerente com a KMR

Há um debate sobre o papel dos não-maoris na KMR. Alguns autores argumentam que a KMR é fundamentalmente uma investigação efectuada por maoris, para maoris, com maoris e que não pode ser dirigida ou realizada por não-maoris (68, 71). Outros consideram que o envolvimento de não-maoris não é necessariamente excluído e colocam maior ênfase no objetivo e nos beneficiários da investigação, perguntando "para quem é?" (66, 72). Embora a KMR possa englobar um vasto leque de metodologias e interpretações, a opinião adoptada para esta dissertação é que um elemento fundamental é o facto de ser informada pelas formas Maori de conhecer e ver o mundo, e que *ser* Maori é um requisito necessário para liderar a investigação KMR.

Linda Tuhiwai Smith sugere que, embora ser maori possa ser um critério essencial para a realização de investigação KMR, os não-maoris não estão impedidos de participar em investigação com uma orientação KMR (68). Graham Smith (em 65) propôs quatro modelos através dos quais os não-maoris podem realizar investigação culturalmente adequada para os maoris, incluindo o modelo tiaki (mentor), o modelo whangai (adoção), o modelo de partilha de poder e o modelo de resultados capacitantes. O modelo tiaki, no qual os maoris autorizados guiam e orientam um investigador não-maori (68), é talvez o que melhor descreve a forma como esta dissertação se esforçou por manter uma abordagem coerente com a KMR.

Como não maori e não neozelandês, é uma realidade inescapável que a minha própria identidade e, por conseguinte, as minhas interpretações e análises estão profundamente enraizadas na minha própria origem cultural. Seria ingénuo e arrogante reivindicar a capacidade de evitar uma explicação europeia das coisas maori apenas por ser reflexivo e consciente da cultura. Para que esta dissertação seja tão consistente quanto possível com uma abordagem KMR, tentei criar mecanismos ou controlos adicionais, para realçar e desafiar a interferência cultural que, de outra forma, poderia não ter detectado. Para além de ser circunspeto e consciente da influência da minha própria identidade no desenvolvimento, no processo e na análise desta investigação, não teria tentado um tema de investigação deste tipo sem um supervisor maori e o apoio de outros colegas maoris.

3.4 O que significa para esta dissertação uma abordagem consistente com a KMR

Dada a natureza ampla do que pode ser considerado KMR, e as preocupações particulares relacionadas com a KMR empreendidas por investigadores não-maori, é necessário clarificar o que significa para esta dissertação uma abordagem metodológica consistente com a KMR.

O termo KMR-consistente é utilizado em vez de KMR, porque esta dissertação parte do pressuposto de que, embora um investigador não maori não possa adotar uma abordagem verdadeiramente KMR, um investigador não maori pode aderir a muitos dos princípios de uma metodologia KMR, e que tal deve ser encorajado em vez de desencorajado, com o objetivo global de melhorar os resultados positivos da investigação para os maoris. Em particular, esta dissertação emprega os seguintes princípios consistentes com uma abordagem KMR:

1. Colocar os maoris no centro - esta dissertação coloca os maoris no centro da investigação e considera a legitimidade da cultura e das formas de ser dos maoris como um dado adquirido. As questões da política e das estratégias de imunização e da nova vacina contra o HPV são especificamente consideradas em relação aos seus impactos sobre os Maori e à forma como podem ser melhor adaptadas para satisfazer as necessidades e as aspirações dos Maori. A tónica é colocada na forma de modificar as estratégias e políticas para melhor se adaptarem aos Maori, e não o contrário. As entrevistas com informadores-chave foram dirigidas a profissionais de saúde e peritos maoris, de modo a obter melhor os pontos de vista e as preocupações dos maoris. As entrevistas foram realizadas pessoalmente, sempre que possível, e numa altura e local convenientes para o informador, de modo a ir ao encontro das realidades Maori.
2. Pretende fazer uma diferença positiva para os maoris - o principal objetivo desta investigação é criar resultados positivos para os maoris e, em particular, melhorar a forma como as necessidades e os direitos dos maoris são satisfeitos pela política de vacinação e pela sua aplicação na Nova Zelândia. Esta dissertação é orientada para a ação e procura produzir recomendações específicas para a aplicação da vacinação
que satisfaça as necessidades dos Maori. Estas recomendações serão divulgadas aos responsáveis políticos após a conclusão da investigação, na esperança de que a informação seja efetivamente utilizada para fazer uma diferença positiva para os Maori.
3. Desafia as desigualdades e as relações de poder - esta dissertação baseia-se no pressuposto de que as desigualdades na saúde dos Maori são injustas e inevitáveis, e violam os direitos humanos colectivos e individuais dos Maori, bem como o Tratado de Waitangi. Esta dissertação procura corrigir as disparidades na cobertura vacinal dos maoris e acredita firmemente que essas desigualdades têm origem em determinantes sociais e políticos mais amplos, que precisam de ser explorados de forma crítica para que as disparidades de vacinação dos maoris não se perpetuem com a introdução de novas vacinas, como a do HPV. Como tal, esta dissertação envolverá uma análise crítica da vacinação na Nova Zelândia e desafiará os pressupostos, os descuidos e as distribuições de poder que levaram a que os Maori fossem inadequadamente servidos. Além disso, a revisão da literatura avaliará criticamente o que não está presente ou investigado na literatura, em vez de apenas o que está disponível.
4. Partilhar o controlo - a questão para este projeto foi inicialmente sugerida por um colega maori e o processo e a direção desta investigação foram negociados em conjunto com o supervisor maori desta dissertação. O investigador não maori esforçou-se por procurar e receber feedback contínuo, bem como orientação quanto à melhor forma de partilhar os resultados desta investigação com os maoris. A divulgação dos resultados aos maoris pode ocorrer através da apresentação deste projeto em fóruns maoris, através da Te ORA ou da Te Kupenga Hauora Maori, bem como do envio de cópias da dissertação concluída a todos os informadores-chave e a outras partes interessadas maoris relevantes. Além disso, a divulgação dos resultados através de revistas internacionais poderia ajudar a aumentar o peso da investigação indígena global.
5. Crítica da culpabilização da vítima e das explicações do défice cultural - as explicações do défice cultural centram-se nas caraterísticas negativas ou nas deficiências de um grupo cultural (1), e as explicações da culpabilização da vítima minimizam o impacto das influências sociais e culturais na saúde, acreditando, em vez disso, que a saúde é em grande parte

o resultado de comportamentos e escolhas individuais, o que significa que os indivíduos ou grupos são culpados pelos seus problemas de saúde (4). Nos casos em que estas explicações foram apresentadas como explicação para as desigualdades dos Maori, quer na literatura quer nas entrevistas, não foram aceites pelo seu valor facial, mas ativamente criticadas e contestadas no contexto histórico e político dos Maori.

6. Procurar utilizar dados étnicos de elevada qualidade - os dados foram selecionados de um DHB com um elevado número de Maori, de modo a permitir um poder explicativo igual para os Maori nas análises quantitativas. A qualidade dos dados sobre a etnia foi analisada de forma crítica e foram feitas recomendações se se considerasse que os dados sobre a etnia não representavam adequadamente os Maori.

CAPÍTULO 4

Métodos

4.1 Revisão da literatura internacional

4.1.1 Introdução

Foi efectuada uma análise da literatura para identificar as estratégias que foram bem sucedidas na melhoria das taxas de cobertura da vacinação para os Maori, bem como para outros grupos indígenas ou de minorias étnicas no estrangeiro, particularmente para o grupo etário dos adolescentes e para as vacinas com doses múltiplas.

4.1.2 Estratégia de pesquisa

Foram pesquisadas as seguintes bases de dados electrónicas: Ovid MEDLINE® In-Process & Other Non-Indexed Citations e Ovid MEDLINE® 1950 a 7 de dezembro de 2006, Biological Abstracts (1969 a dezembro de 2006), Cumulative Index to Nursing & Allied Health Literature (CINAHL) 1982 a dezembro Semana 2 2006, ACP Journal Club 1991 a novembro/dezembro 2006, Cochrane Central Register of Controlled Trials 4th Quarter 2006, Cochrane Database of Systematic Reviews 4th Quarter 2006, Database of Abstracts of Reviews of Effects 4th Quarter 2006, Excerpta Medica Database (EMBASE) 1980 a 2007 Semana 02, Aboriginal and Torres Strait Islander Health Bibliography e New Zealand Index. Esta combinação de bases de dados foi pesquisada de modo a incluir a mais ampla coleção de revistas adicionais não indexadas na MEDLINE® e a incluir bases de dados neozelandesas e australianas para aumentar a capacidade de localizar artigos relacionados especificamente com as populações maori ou aborígenes e das ilhas do Estreito de Torres.

A pesquisa foi limitada à língua inglesa, mas não foram aplicados limites adicionais. Previa-se que haveria uma escassez de provas publicadas relacionadas especificamente com estratégias para reduzir as desigualdades em matéria de imunização nos adolescentes maoris, pelo que foram utilizadas as combinações de palavras-chave abaixo indicadas, pela ordem de alargamento progressivo do âmbito, tal como listado.

Palavras-chave utilizadas (em que $ indica uma correspondência de wildcards truncados):

- "maori" com "immuni$ or vaccin$" = 54 resultados, 5 relevantes após leitura dos resumos, 3 adicionais a partir das referências.
- "indigenous or native american or aborigin$" com "immuni$ or vaccin$" = 1018 resultados
  - refinado para incluir "coverage or rates or dispar$ or policy or inequal$" = 256 resultados, 9 relevantes após leitura dos resumos, 1 adicional a partir das referências.
- "race or racial or ethnic$" com "immuni$ or vaccin$" e com "disparit$ or inequ$ or unequ$" = 184 resultados, 19 artigos relevantes após leitura dos resumos, 1 adicional a partir das referências.
- "adolescent or school or teen$ or youth" with ""immuni$ or vaccin$" = 1983 resultados, refinados para 47 relevantes após a pesquisa do título e 12 relevantes após a leitura dos resumos, 8 adicionais a partir das referências.

Os títulos e resumos das correspondências foram lidos para refinar os resultados da pesquisa. Os estudos foram considerados relevantes se discutissem disparidades étnicas na cobertura vacinal, ou estratégias, políticas ou intervenções para reduzir as disparidades de imunização ou estratégias para ajudar a cobertura vacinal em adolescentes. Foram também pesquisadas bases de dados electrónicas (Proquest e Universidade de Auckland) de teses e dissertações não publicadas da Nova Zelândia e de outros países, mas não se obtiveram resultados relevantes. As versões completas dos textos dos artigos relevantes foram revistas e as referências dos artigos úteis foram pesquisadas para localizar fontes adicionais. Foi efectuada uma pesquisa na Internet através do Google, utilizando a mesma combinação de palavras-chave, e foram também pesquisados os sítios

Web dos departamentos governamentais de saúde da Nova Zelândia, Austrália, Canadá, Reino Unido e EUA, mas não foram encontrados quaisquer estudos ou relatórios adicionais.

4.1.3 Métodos de análise

Os resultados da pesquisa bibliográfica foram categorizados em quatro grupos: provas relativas aos Maori, a outros grupos indígenas, a outros grupos étnicos minoritários e a estratégias de imunização dos adolescentes. Os artigos foram analisados com base nas seguintes perguntas:

1. Que estratégias foram bem sucedidas para reduzir/evitar as disparidades de imunização ou melhorar a cobertura?
2. Que estratégias não foram bem sucedidas para reduzir/evitar as disparidades de imunização ou melhorar a cobertura?
3. Estas provas explicam ou dizem-nos mais alguma coisa útil sobre as disparidades étnicas na imunização?
4. Em que medida é que estas provas se aplicam aos Maori?
5. Em que medida é que estas provas se aplicam à vacina contra o HPV?

Os artigos que incluíam explicações de culpabilização da vítima ou de défice cultural para as desigualdades de imunização foram ainda incluídos na análise, mas foram ativamente criticados e desafiados, e as suas conclusões foram tratadas com cautela.

4.2 Análise quantitativa da cobertura das crianças Maori:não-Maori de 11 anos de idade no programa de vacinação escolar CMDHB

A vacina contra o HPV envolve três doses e seria muito provavelmente acrescentada ao calendário de imunização para as crianças de 11 anos (63). Atualmente, não existem dados publicados sobre as taxas de cobertura da vacinação para Maori e não-Maori neste grupo etário na Nova Zelândia. O objetivo desta análise quantitativa era avaliar os dados de cobertura para crianças de 11 anos de idade Maori e não-Maori do programa de vacinação escolar do CMDHB, das vacinas de dose única programada contra o tétano e a poliomielite.

Os dados agregados não identificados foram obtidos com autorização da base de dados de enfermeiros de saúde pública (PHN) da CMDHB sobre a vacinação contra o tétano e a poliomielite na faixa etária dos 11 anos, a partir de 2005. O ano de 2005 foi escolhido por ser o ano mais recente com todos os dados registados. Em 2005, as vacinas programadas contra a poliomielite e o tétano para as crianças de 11 anos foram administradas como duas vacinas separadas. Foram extraídos da base de dados os seguintes números agregados, por etnia, para as crianças do 7º ano em 2005

- total de formulários de consentimento devolvidos,
- total de consentimento para cada vacina,
- total recusa da vacinação, com razão,
- total que recebe cada vacina.

Os dados foram analisados, utilizando métodos estatísticos descritivos padrão no STATA 9.1 para determinar as percentagens de devolução do formulário, consentimento e receção da vacinação por etnia, incluindo os riscos relativos para os Maori em comparação com os estudantes não Maori. Uma vez que as vacinações foram efectuadas ao longo do ano letivo, foi utilizada a categoria escolar do 7º ano em vez de uma faixa etária específica. Os PHNs dependem dos professores para distribuir os formulários de consentimento aos alunos e só recolhem dados dos formulários devolvidos. A base de dados do PHN não contém o número total de alunos do 7º ano nas listas escolares, pelo que o número total de alunos do 7º ano nestas escolas, por etnia, foi obtido junto do Ministério da Educação (a partir da lista de julho de 2005). Os dados quantitativos são limitados por uma discrepância na classificação da etnia entre os dados do CMDHB PHN e os dados do Ministério da Educação utilizados como denominador. Os dados do Ministério da Educação provêm da lista de alunos inscritos na escola em julho de 2005 e os dados relativos à etnia provêm da etnia auto-identificada pelos pais no formulário de inscrição na escola. A base de dados PHN é preenchida a partir da base de dados PiMS da CMDHB, que é a base de dados de registos de doentes utilizada por toda a CMDHB. Cerca de 95% das crianças já estão registadas nesta base de dados quando atingem o 7º ano, devido a visitas ao hospital ou a outro envolvimento com a CMDHB (73). A menos que seja necessário atualizar os dados relativos à morada a partir do formulário de consentimento de vacinação do 7º ano, o responsável pela introdução de dados não entra normalmente no registo da base de dados para atualizar outros campos, como a etnia (73). Se o aluno ainda não constar da base de dados, ou se for necessário fazer alterações à entrada, o funcionário actualiza a etnia e introduz as três primeiras etnias por ordem de entrada no formulário de consentimento de vacinação - o formulário de 2006 enumera opções de etnia pela seguinte ordem: NZ European, Maori, Tongan, Chinese, Samoan, Niuean, Cook Islands Maori, Indian e Other. Os formulários de 2005 já não estavam disponíveis para consulta, mas o pessoal do CMDHB PHN informou que a ordem era semelhante à utilizada em 2006.

Em ambas as bases de dados, um aluno é registado apenas num grupo étnico, embora possa indicar até três etnias nos formulários de inscrição na escola e de consentimento de vacinação. O Ministério da Educação utiliza o sistema de prioridade étnica recomendado pela Statistics New Zealand (ver Anexo 4), que dá prioridade à etnia Maori, depois à etnia Pacífico, à etnia Asiática e à etnia Outros, se for selecionada mais do que uma etnia. A base de dados do PHN também dá prioridade a apenas uma etnia, mas a etnia principal é a "etnia principal" do doente, determinada pelo doente ou pelo funcionário responsável pela introdução de dados no momento da introdução no sistema PiMs do CMDHB (74, 75), e não por um sistema de prioridades acordado.

Para a maioria dos alunos, a etnia extraída da base de dados da PHN reflectirá as etnias indicadas na altura da sua primeira admissão no hospital ou do envolvimento com o CMDHB, em vez das etnias que indicaram no formulário de consentimento de vacinação do 7º ano. As implicações desta discrepância nos dados de etnia entre o numerador e o denominador serão exploradas em maior profundidade na discussão.

4.3 Análises HEAT das opções políticas da vacina contra o HPV

Utilizando as conclusões da revisão da literatura e os resultados obtidos a partir da análise qualitativa e quantitativa, a ferramenta Health Equity Analysis Tool (HEAT) (Anexo 2) foi utilizada pelo autor para analisar a estratégia de implementação de uma vacina contra o HPV financiada por fundos públicos e produzir recomendações para a implementação mais equitativa desta vacina na Nova Zelândia. A situação atual, em que a vacina contra o HPV só está disponível através de financiamento privado, foi utilizada como base de comparação. Os outros exemplos de opções políticas utilizados basearam-se nas políticas relativas a outras vacinas na Nova Zelândia e nas políticas relativas à vacina contra o HPV nos EUA e na Austrália. As consequências prováveis de cada política basearam-se nas evidências da revisão da literatura, na cobertura de vacinação da campanha MeNZB™ e na análise da cobertura de imunização do 7º ano no CMDHB.

4.4 Entrevistas com informadores-chave

Para aumentar a validade e a utilidade das análises HEAT e das recomendações políticas, foram efectuadas várias entrevistas a informadores-chave, a fim de obter informações de peritos em domínios considerados relevantes para esta questão, incluindo: Saúde pública Maori, elaboração de políticas de saúde Maori, imunização, gestão de DHB, Ministério da Saúde/Te Kete Hauora, e saúde das mulheres Maori. Foi obtida a aprovação ética (ver Anexo 6) do Comité de Ética dos Participantes Humanos da Universidade de Auckland para este processo (ref. 2007/055).

Foi identificado um perito relevante em cada área, em conjunto com o supervisor, e foi-lhe pedido que participasse numa entrevista informal e semi-estruturada, baseada nos impactos e implicações das diferentes opções políticas para a implementação da vacina contra o HPV. O contacto inicial foi feito por correio eletrónico, tendo sido anexada uma folha de informação pormenorizada que descrevia o objetivo do projeto (Anexo 7). Se não houvesse resposta ao fim de uma semana, era enviada uma mensagem de correio eletrónico de seguimento e, em seguida, um telefonema. Foi obtido o consentimento escrito do informador antes da entrevista, incluindo se o informador aceitava ou não que a entrevista fosse gravada. As entrevistas foram todas conduzidas pelo autor, com a duração máxima de uma hora e, sempre que possível, foram efectuadas cara a cara. Foi utilizada uma lista de perguntas abertas (Anexo 5), consoante a área de especialização dos informadores. As entrevistas foram gravadas para ajudar a recordar os temas, mas não foram transcritas formalmente. Os peritos receberam uma cópia escrita do conteúdo/temas resumidos da sua entrevista, que foram convidados a alterar ou retirar, se assim o desejassem. Quaisquer citações específicas susceptíveis de serem utilizadas foram claramente assinaladas para aprovação dos participantes.

No total, foram contactados seis informadores, e cinco concordaram em participar. O perito na elaboração de políticas de imunização a nível do Ministério da Saúde não respondeu ao convite para a entrevista. Todos os informadores concordaram em ser gravados. Uma entrevista foi realizada por telefone, conforme acordado pelo participante, e as restantes foram realizadas presencialmente num local conveniente para o informador.

CAPÍTULO 5

Revisão da literatura internacional

5.1 Introdução

Este capítulo irá detalhar os resultados da revisão da literatura, que procurou identificar a experiência anterior da Nova Zelândia e internacional na redução das disparidades étnicas na imunização, de modo a considerar como estas lições se podem aplicar ao contexto da implementação da vacina contra o HPV na Nova Zelândia. Uma vez que as provas relacionadas especificamente com os Maori são mais relevantes, este capítulo começará por descrever os resultados da revisão da literatura que dizem diretamente respeito aos Maori e à Nova Zelândia, passando depois a descrever as provas relacionadas com outros grupos indígenas e outras minorias étnicas. Este capítulo resume depois as provas relacionadas com as estratégias de imunização dos adolescentes, incluindo o contexto da administração da vacina e as provas relativas às vacinas com doses múltiplas. Um resumo de todos os artigos incluídos pode ser encontrado na tabela de evidências no Apêndice 8.

5.2 Provas relativas aos Maori e à Nova Zelândia

Foi identificado um total de nove artigos com provas relacionadas com a cobertura de imunização para os Maori (8, 10, 62, 64, 76-80). Três estudos exploraram atitudes e crenças relativamente à imunização em geral, bem como incluíram alguma medida do estado de imunização (8, 79, 80). Um estudo explorou as atitudes dos pais relativamente à administração de vacinas na escola versus na clínica geral (62). Um estudo analisou as taxas de imunização e de consentimento para a administração baseada na escola versus a administração em clínica geral durante uma epidemia de sarampo (76). Outros três artigos analisaram as provas de estratégias para melhorar a cobertura da vacinação e fizeram recomendações para o contexto da Nova Zelândia (10, 77, 78). O último artigo foi uma análise independente do programa MeNZB™ (64). A recente campanha nacional de imunização MeNZB™ oferece o exemplo mais positivo até à data na redução das disparidades de imunização para os Maori, e as suas lições merecem uma discussão pormenorizada. Esta secção descreverá, em primeiro lugar, as provas das atitudes como um fator que contribui para as disparidades de imunização, depois as provas relacionadas com a preparação da vacina e outras causas das disparidades de imunização dos Maori, antes de delinear as recomendações que foram feitas para melhorar a cobertura da imunização na Nova Zelândia. As provas do programa MeNZB™ serão depois discutidas separadamente.

5.2.1 Provas de que as atitudes/crenças contribuem para as disparidades de imunização dos Maori

As diferentes crenças, atitudes e níveis de conhecimento entre determinados grupos étnicos relativamente à imunização podem ser possíveis explicações para as disparidades étnicas na cobertura da vacinação. É importante verificar isto, porque se os maoris tiverem opiniões diferentes em relação à imunização, ou se tiverem mais probabilidades de serem objectores de consciência à imunização, algumas das disparidades na cobertura da vacinação podem refletir uma expressão de escolha por parte dos maoris. Em alternativa, se os maoris forem mais propensos a consentir a vacinação do que os não-maoris, a comparação dos dados de cobertura ocultaria uma disparidade ainda maior entre estes grupos, uma vez que a proporção de maoris não vacinados conteria um maior número de crianças cujos pais gostariam efetivamente de as vacinar.

Um estudo efectuado por Pertousis-Harris et al (80) encontrou algumas atitudes diferentes em relação à imunização entre os Maori em comparação com outros grupos étnicos, embora as diferenças étnicas nas atitudes não se correlacionassem consistentemente com as diferenças na cobertura. Enquanto os Maori tinham duas vezes mais probabilidades do que os Pakeha de

concordar que as crianças não apanhariam doenças evitáveis por vacinação se fossem mantidas limpas e bem alimentadas, os pais das ilhas do Pacífico e da Ásia tinham quatro vezes mais probabilidades de concordar com esta afirmação, apesar de estas etnias terem uma cobertura de vacinação mais elevada do que os Maori. Este inquérito envolveu entrevistas telefónicas a 500 agregados familiares urbanos selecionados aleatoriamente em toda a Nova Zelândia, com uma criança com menos de 18 meses de idade. A amostra continha 69% de Pakeha e 9% de Maori, mas o método de determinação da etnia não foi descrito. A amostra continha uma proporção mais elevada de pais com ensino superior e rendimentos mais elevados do que a média nacional. Este estudo é suscetível de sub-representar os Maori, uma vez que sub-representa os que não têm telefone e os que têm baixos rendimentos. Neste estudo, o estado de imunização foi auto-declarado e não verificado, e 19% dos participantes recusaram-se a responder a esta pergunta, pelo que se deve ter cuidado ao interpretar os resultados deste estudo sobre a cobertura da imunização.
Um estudo mais pequeno, que envolveu uma mistura de grupos de discussão e entrevistas individuais, concluiu que a família alargada e, em particular, os avós parecem desempenhar um papel muito mais significativo na tomada de decisões sobre imunização para as mães Maori do que para as Pakeha (79). Embora pequeno, este estudo organizou grupos de discussão separados para mães Maori e Pakeha, com um número equivalente de cada uma, e foram efectuadas entrevistas individuais de acompanhamento em casa das mães para explorar questões que estas poderão não se ter sentido à vontade para expressar nas sessões de grupo. A etnia foi comunicada como auto-identificada, embora a pergunta exacta utilizada não tenha sido indicada, e o estado de imunização foi verificado a partir do Well Child Health Book, sempre que possível.
Um estudo do norte da Nova Zelândia sobre a cobertura de imunização em 1996 sugeriu que uma cobertura de vacinação mais fraca para os Maori estava relacionada com uma maior mobilidade familiar, custos proibitivos das consultas médicas e uma maior crença entre os Maori, em comparação com outras etnias, de que as imunizações eram demasiado dolorosas para as crianças pequenas (8). Estas provas provêm de uma série de 750 entrevistas a agregados familiares, mas não são fornecidos pormenores sobre o rácio de participantes maoris e não maoris, sobre a forma como a etnia foi determinada ou sobre a etnia das pessoas que conduziram e analisaram as entrevistas. A cobertura da imunização foi verificada através da consulta da caderneta de saúde da criança ou do contacto com o médico de clínica geral da criança, caso esta caderneta não estivesse disponível.

5.2.2 Evidências relacionadas com a configuração preferida da vacina para os Maori

No que diz respeito ao local de administração da vacina, outro estudo realizado por Pertousis-Harris et al (62) envolveu um questionário escrito de 194 pais de crianças do 1° ao 6° ano de uma escola de nível socioeconómico baixo, médio e alto em Auckland, para obter atitudes sobre os programas de imunização baseados na escola. Não encontraram qualquer diferença estatisticamente significativa entre as preferências dos Maori e de outras etnias relativamente à vacinação dos seus filhos nos cuidados primários e na escola. A aplicabilidade destes dados aos Maori é afetada pelo facto de 48% dos Maori terem declarado que não queriam ser vacinados nem no médico de clínica geral nem na escola e de 19% dos Maori não terem respondido a esta pergunta. Também não foi fornecida qualquer informação sobre a repartição da etnia entre os inquiridos, nem sobre a forma como a etnia foi determinada, e este estudo teve uma taxa de resposta muito mais baixa dos pais da escola de nível socioeconómico baixo. Uma análise da campanha MMR de 1997 na região de Midland (76) concluiu que, embora cerca de metade das crianças em idade escolar fossem vacinadas nos cuidados primários e metade através do programa escolar, as crianças Maori pareciam ser vacinadas numa proporção ligeiramente superior através do programa escolar. Esta hipótese baseia-se na observação de que a proporção de Maori vacinados no programa escolar era "igual ou superior" à proporção de Maori na população regional, enquanto a proporção de Maori vacinados através dos cuidados primários era inferior à proporção de Maori nessa população. Não é possível tirar conclusões mais definitivas deste estudo devido ao facto de os dados sobre a etnia não serem exactos, com uma recolha incompleta de dados sobre a etnia e com a utilização de várias fontes diferentes (desde a auto-declaração até aos registos hospitalares).

5.2.3 Provas de outras causas das disparidades de imunização dos Maori

Não foi encontrada qualquer investigação publicada que explorasse as causas das disparidades de imunização dos Maori, para além de atitudes ou crenças díspares. Não existem provas disponíveis que avaliem a contribuição do racismo, do acesso, da privação ou de outras barreiras que podem muito bem contribuir para as desigualdades de imunização dos Maori (81-83).

5.2.4 O que é que foi recomendado para melhorar a cobertura dos Maori?

Três relatórios neozelandeses - um relatório de 1993 do Ministério da Saúde (78), um relatório de 1999 do Comité Nacional de Saúde (77) e uma revisão de 2000 de Turner et al (10) - ofereceram recomendações sobre a forma de melhorar a cobertura da vacinação no contexto da Nova Zelândia. Utilizando provas de revisões da literatura e entrevistas a informadores-chave, estes relatórios recomendaram as seguintes estratégias para melhorar a cobertura da vacinação entre grupos de baixa cobertura (incluindo, mas não exclusivamente, os Maori):

- aumentar a adequação cultural dos serviços (78)
- melhorar a educação e a informação dos prestadores de cuidados (10, 78), com campanhas de promoção dirigidas a grupos "difíceis de alcançar" (77)
- sistemas abrangentes de acompanhamento e de recolha para todas as crianças (10, 77, 78)
- garantir que todas as crianças estejam inscritas nos cuidados primários (10, 77)
- serviços de vacinação de proximidade para crianças difíceis de alcançar (10, 77)
- incentivos à imunização baseados no desempenho para os prestadores de serviços (10, 77)
- a necessidade de uma focalização na população e de uma distribuição mais equitativa do financiamento no sector dos cuidados primários (77)
- controlo do estado de imunização à entrada na escola (10, 77)
- recolha fiável de dados de cobertura individual e nacional (10, 77)

5.2.5 Lições do programa MeNZB ™

Os únicos dados recentes relativos à cobertura vacinal no grupo etário dos 11 anos na Nova Zelândia provêm do programa MeNZB™ . O programa MeNZB™ é particularmente relevante para informar a política adequada de vacinação contra o HPV para os Maori, uma vez que permite a comparação entre a cobertura Maori e não-Maori neste grupo etário, e é uma vacina de três doses como a vacina contra o HPV. Existem também diferenças importantes entre o MeNZB™ e o HPV, que limitam a generalização das evidências do MeNZB™ à vacina contra o HPV, e estas serão discutidas em pormenor no Capítulo 8. Foi recentemente efectuada uma avaliação independente abrangente do programa nacional MeNZB™ , utilizando uma mistura de análises quantitativas e qualitativas (64). O programa MeNZB™ merece ser discutido em pormenor, tanto pela riqueza de informação obtida através desta avaliação, como pelo facto de o programa atingir uma elevada cobertura para os Maori entre as crianças em idade escolar, com diferenças relativamente pequenas entre os Maori e os não-Maori neste grupo etário.

Visão geral do programa MeNZB ™

O programa MeNZB™ foi uma campanha nacional intensiva que visava vacinar 90% das pessoas com menos de 20 anos de idade com a vacina MeNZB™ de 3 doses, entre junho de 2004 e setembro de 2006 (64). A vacina MeNZB™ foi desenvolvida especificamente para responder à estirpe epidémica do meningococo do Grupo B da Nova Zelândia (11). O programa foi coordenado pelo Ministério da Saúde e implementado através dos DHBs. Envolveu uma campanha mediática intensiva a nível nacional, complementada por acções de sensibilização organizadas a nível local, dirigidas especificamente aos grupos Maori, do Pacífico e de baixos rendimentos. As crianças em idade escolar foram imunizadas por PHNs através de um programa de vacinação nas escolas, apoiado pela base de dados do Sistema de Vacinação nas Escolas (SBVS) pré-carregada com os pormenores de todas as crianças em idade escolar. As crianças mais novas e as crianças mais velhas que não frequentam a escola foram predominantemente vacinadas nos cuidados primários. Os serviços de proximidade foram utilizados para acompanhar as crianças que não responderam aos convites para serem vacinadas através dos consultórios gerais (64). Os registos de todas as imunizações dadas nos cuidados primários e nas escolas foram carregados no NIR para análise futura.

Cobertura alcançada

Os resultados preliminares (ver Quadro 1) mostram que a campanha imunizou 80% dos neozelandeses com menos de 20 anos de idade com três doses de MeNZB™ (64, 84). A taxa de cobertura para crianças em idade escolar (5-17 anos) foi mais elevada do que para outros grupos etários (85,7% versus 75,5% e 53,5%). A cobertura dos maoris foi inferior em todos os grupos etários. O programa escolar obteve a cobertura mais elevada para os Maori (82,2%). Verificou-se que a codificação da etnia nos cuidados primários subestima o número de maoris, em comparação com a codificação da etnia na escola, pelo que as taxas relativas às crianças com menos de 5 anos foram ajustadas para ter em conta esta discrepância. As taxas entre parêntesis no Quadro 1 apresentam as taxas de vacinação ajustadas para crianças com menos de 5 anos. A Tabelą 2 apresenta a cobertura geral ajustada e não ajustada da MeNZB™ por etnia e mostra que, mesmo após o ajuste para a codificação da etnia, apenas 76% dos maoris receberam 3 doses da vacina MeNZB™, em comparação com 93% do Pacífico e 79% de outras etnias. É importante notar que a Tabela 1 mostra que a diferença entre os Maori e as outras etnias era muito menor entre as crianças em idade escolar (5-17 anos) do que nos outros grupos etários.

Quadro 1 - Cobertura nacional de vacinação MeNZB™ (em 2 de julho de 2006)

		n	Dose 1		Dose 2		Dose 3	
Age	6w-4yr	278,402	247,232	88.8%	231,606	83.2%	210,294	75.5%
	5-17yr	786,270	708,436	90.1%	695,515	88.5%	673,827	85.7%
	18-19yr	121,680	76,571	62.9%	71,305	58.6%	65,073	53.5%
Total	**6w-19yr**	**1,186,352**	**1,032,239**	**87.0%**	**998,426**	**84.2%**	**949,194**	**80.0%**
6 weeks-4 yrs	Māori	74,716	55,682	74.5% (88%)[1]	50,023	67.0%	42,718	57.2% (67%)
	Pacific	28,759	27,450	95.4% (97%)	25,621	89.1%	23,023	80.1% (83%)
	Other	174,927	164,100	93.8% (86%)	155,962	89.2%	144,553	82.6% (76%)
5-17yrs	Māori	182,350	162,585	89.2%	157,690	86.5%	149,925	82.2%
	Pacific	66,540	68,991	103.7 %	67,495	101.4%	64,394	96.8%
	Other	537,380	476,860	88.7%	470,330	87.5%	459,508	85.5%
18-19 yrs	Māori	22,590	11,958	52.9%	10,249	45.4%	8,542	37.8%
	Pacific	8,350	6,214	74.4%	5,680	68.0%	4,973	59.6%
	Other	90,740	58,399	64.4%	55,376	61.0%	51,558	56.8%

Fonte: Ministério da Saúde (84)

[1] Os valores entre parênteses representam percentagens após ajustamento para a subcodificação da etnia Maori nos cuidados primários (do relatório CBG Health Research)

Tabela 2 - Cobertura global ajustada do MeNZB™ por etnia

		Dose 1		Dose 3	
		Unadjusted	Adjusted	Unadjusted	Adjusted
Total (all ages)	Māori	82%	89%	71%	76%
	Pacific	98%	104%[1]	88%	93%
	Other	87%	84%	81%	79%

Fonte: Relatório do CBG Health Research (64)

[1] Note-se que os resultados de uma cobertura superior a 100% entre o grupo do Pacífico estão presentes, mas não são explicados, tanto no relatório de avaliação do Ministério da Saúde como no do CBG.

Como mostra a Figura 1, registou-se um decréscimo com cada dose para todas as etnias e grupos etários, o que é consistente com a evidência de outras vacinações de doses múltiplas (11, 85-88). A descida do MeNZB™ foi mais acentuada para os Maori do que para os não-Maori em cada grupo etário (64). O grupo em idade escolar registou o menor declínio da cobertura por dose. Note-se que a Figura 1 utiliza valores não ajustados, pelo que sobrestima ligeiramente a diferença entre crianças Maori e não Maori com menos de 5 anos.

Figura 1 - Diferença entre a cobertura do MeNZB™ para maoris e não maoris, por grupo etário

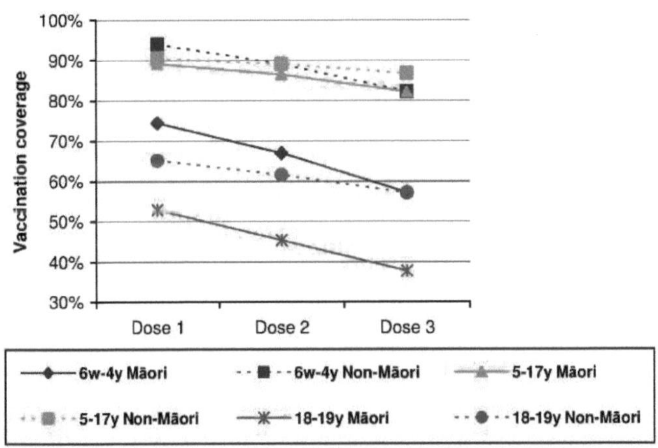

Fonte: Adaptado dos dados do Ministério da Saúde no Quadro 1, combinando as categorias Pacífico e Outros para calcular os não-Maori.

O relatório de avaliação do MeNZB™ não encontrou qualquer diferença na taxa de adoção da vacina entre as crianças Maori e não-Maori em idade escolar, até 20 semanas após o início do programa, altura em que a adoção por parte dos Maori começou a diminuir (64). Em contrapartida, o relatório concluiu que, nos cuidados primários, a adesão dos maoris era significativamente mais lenta, mas mais prolongada, o que sugere que algumas das disparidades de cobertura neste contexto teriam continuado a melhorar com o tempo (64).

O programa MeNZB™ foi implementado gradualmente através dos DHBs na Nova Zelândia, pelo que, na altura da avaliação do MeNZB™, o período de tempo durante o qual os DHBs tinham implementado o programa MeNZB™ variava entre o CMDHB, com 102 semanas, e o Nelson Marlborough DHB, que só estava a vacinar há 52 semanas (64). Como mostra o Quadro 3, foram alcançadas taxas de cobertura superiores às taxas nacionais no CMDHB, onde o programa decorreu durante mais tempo. A percentagem global de menores de 20 anos que receberam 3 doses excedeu o objetivo de 90% e, no grupo em idade escolar, foi alcançada uma cobertura superior a 90% em todas as etnias (84). No entanto, continuava a existir uma diferença entre as taxas de vacinação dos Maori e dos não-Maori. A cobertura de três doses de MeNZB™ entre as crianças em idade escolar no CMDHB foi de 99,2% para os não Maori, em comparação com 90,5% para os Maori.

Quadro 3 - Cobertura do MeNZB™ na CMDHB, por idade e por etnia em crianças em idade escolar (em 2 de julho de 2006)

		n	dose 1		dose 2		dose 3	
Current age	6w - 11mth	6,608	5,966	90.3%	4,586	69.4%	3,110	47.1%
	1-4yr	29,870	30,125	100.9%	29,061	97.3%	27,141	90.9%
	6w-4yr	36,478	36,091	98.9%	33,647	92.2%	30,251	82.9%
	5-17yr	94,920	97,556	102.8%	95,829	101.0%	92,219	97.2%
Total	6w-19yr	144,218	144,507	100.2%	139,733	96.9%	131,876	91.4%
5-17yr	Māori	22,270	21,851	98.1%	21,252	95.4%	20,146	90.5%
	Pacific	24,670	27,548	111.7%[1]	26,954	109.3%	25,632	103.9%
	Other	47,980	48,157	100.4%	47,623	99.3%	46,441	96.8%

Fonte: Ministério da Saúde (84)

[1] Note-se que os resultados de uma cobertura superior a 100% entre o grupo do Pacífico estão presentes, mas não são explicados, tanto no relatório de avaliação do Ministério da Saúde como no do CBG.

Os únicos dados disponíveis sobre a cobertura do MeNZB™ no grupo etário dos 11 anos provêm do relatório de avaliação nacional (64) e limitam-se aos dados contidos nas Figuras 2 e 3. Estas figuras mostram uma repartição da cobertura de três doses de MeNZB™ por ano de idade, em geral e para os Maori. Este mostra uma disparidade mínima entre as taxas de cobertura Maori e geral para crianças de 11-12 anos. As taxas para os Maori são, na verdade, fraccionalmente mais elevadas para as crianças de 11 anos, 89% [IC95% 77106%] e para as crianças de 12 anos, 89,5% [IC95% 74-109%], em comparação com a cobertura global para as crianças de 11 anos, 88% [IC95% 78-96%] e para as crianças de 12 anos, 87% [IC95% 74-98%], embora os intervalos de confiança sejam mais amplos para os Maori. Os valores globais apresentados contêm também, obviamente, as taxas dos Maori, pelo que não permitem uma compreensão exacta da discrepância entre Maori e não-Maori. Não estavam disponíveis dados em bruto para examinar mais pormenorizadamente a discrepância na cobertura para as crianças de 11 anos de idade maori:não-maori. No entanto, a informação disponível sublinha que a cobertura diminui com o aumento da idade e que este declínio ocorre mais cedo e de forma mais acentuada para os maoris, com a cobertura para os maoris a diminuir acentuadamente após os 12 anos.

Figura 2 - Cobertura global de 3 doses de MeNZB™ em crianças neozelandesas em idade escolar, por ano de idade.

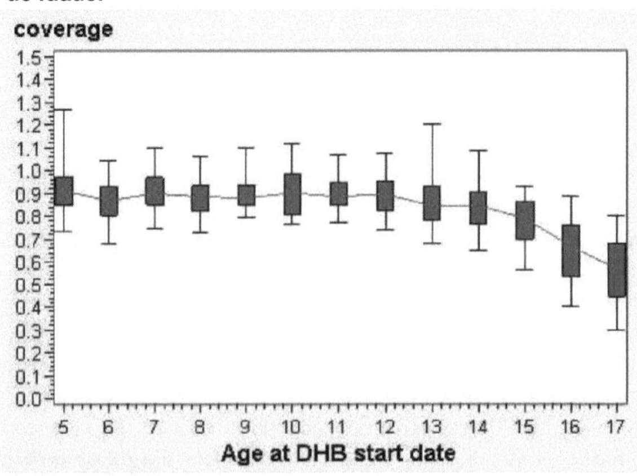

Fonte: Pesquisa de Saúde CBG (64)

Figura 3 - Cobertura de 3 doses de MeNZB™ em crianças Maori em idade escolar, por ano de idade.

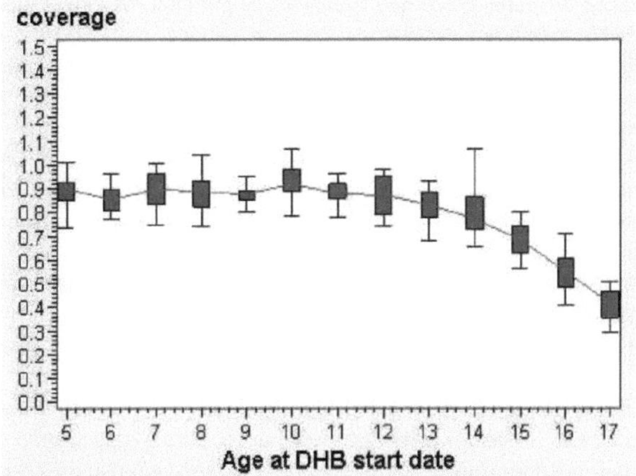

Fonte: Pesquisa de Saúde CBG (64)

Factores que contribuem para a cobertura do MeNZB™ para os Maori

A lista seguinte resume as principais conclusões adicionais da avaliação nacional MeNZB™ (64), que podem ter relevância para a implementação do HPV para os Maori. As conclusões provêm de análises de dados de cobertura, estudos de caso, grupos de discussão e inquéritos com DHBs, pessoal do Ministério da Saúde, o National Rollout Advisory Group, gestores de projectos, PHNs, clínicas gerais, sensibilização da comunidade e prestadores de serviços de proximidade, outras partes interessadas importantes, bem como inquéritos domiciliários a clientes de vacinação.

Relativamente aos métodos utilizados para promover a procura de vacinação entre os Maori:

- As actividades de sensibilização das comunidades locais foram consideradas mais úteis quando dirigidas às comunidades Maori ou do Pacífico e realizadas por pessoas com ligações a essas comunidades.

Relativamente às preocupações dos Maori sobre a vacinação MeNZB™:

- Os maoris tinham a mesma probabilidade que outras etnias de acreditar que a vacina MeNZB™ era eficaz, mas significativamente mais probabilidade de acreditar que a vacina não era segura.

Relativamente ao programa escolar:

- A maior parte dos pais não se importava que os seus filhos fossem vacinados na escola, sendo que menos pais maoris (6%) recusaram a vacinação escolar do que os pais em geral (8,5%).
- Dez por cento das crianças faltam às aulas num determinado dia, o que significa que as clínicas de recuperação são essenciais para atingir a cobertura pretendida.
- O programa baseado na escola alcançou taxas mais elevadas do que os cuidados primários, apesar de os cuidados primários terem a assistência de serviços de proximidade. Este facto é atribuído, em parte, ao facto de as escolas terem uma população cativa.
- Muitos pais sentiram que não dispunham de informação suficiente ou de tempo para tomar uma decisão sobre o consentimento e que teriam apreciado as noites de informação.
- A base de dados do SBVS aumentou a capacidade dos PHNs para administrarem vacinas nas escolas e pode ser utilizada para outras vacinações.

- Apesar dos esforços para tornar o formulário de consentimento tão simples quanto possível, muitos pais consideraram-no demasiado complicado. Recomenda-se a realização de testes de campo significativos para futuros formulários.
- Os PHNs relataram problemas com os alunos mais velhos, que tinham sido autorizados mas estavam "não localizáveis" na altura da vacinação.
- A doença e a ausência foram as razões mais comuns para não receber a 2ª ou 3ª vacinas.

À luz das lições do programa MeNZB™ , o National Rollout Advisory Group, um órgão consultivo que forneceu orientação clínica e étnica ao Ministério sobre a implementação do MeNZB™, fez as seguintes recomendações específicas para obter uma boa cobertura de vacinação para os Maori em programas futuros:

- Convidar o sector Maori, através dos iwi, a participar no planeamento da mobilização do apoio Maori.
- Envolver os principais influenciadores da comunidade Maori nas fases iniciais de planeamento.
- Ter prazos que se adaptem aos protocolos Maori para aceder à sua população.
- Fornecer aos DHBs um plano "passo a passo" para a participação dos Maori.
- Reforçar as capacidades dos prestadores de serviços maoris e assegurar que estes recebam contratos e recursos no início da campanha.
- Utilizar os serviços de proximidade como principal meio de chegar às famílias Maori mais difíceis de alcançar, e não como apoio aos cuidados primários.
- Proporcionar contextos de vacinação alternativos (por exemplo, na comunidade, em casa) para as famílias Maori que não desejem recorrer a clínicas gerais.
- Incentivar os prestadores de serviços de sensibilização e de consciencialização da comunidade a oferecer a vacinação no momento da sensibilização.
- Garantir o registo normalizado da etnia em todos os sistemas de tecnologia da informação.
- Nomear representantes médicos Maori, empenhados no trabalho da campanha, para os conselhos consultivos.
- Encontrar o conselheiro Maori adequado do Ministério interno para assegurar relações fortes com a equipa interna durante todo o programa.
- Considerar a utilização de incentivos para agradar a cada grupo etário.

[Relatório de Investigação em Saúde do CBG (64 pp76-77)].

Resumo das lições do MeNZB ™

O programa MeNZB™ alcançou taxas de cobertura encorajadoras, tendo em conta a fraca cobertura vacinal histórica da Nova Zelândia, em especial no que respeita aos Maori. No entanto, apesar dos esforços intensivos e dispendiosos, o programa ficou ainda aquém dos seus objectivos nacionais, tendo o objetivo de cobertura de 90% sido atingido apenas para as crianças do Pacífico com idades compreendidas entre os 5 e os 17 anos. Para um programa intencionalmente direcionado desde o início para os Maori e outros grupos com maiores necessidades, as disparidades na vacinação infelizmente persistiram, sugerindo que é necessário fazer ainda mais em programas futuros para evitar as disparidades na vacinação dos Maori.

5.3 Provas relativas a outras populações indígenas

A literatura internacional revela uma série de exemplos de estratégias que foram bem sucedidas tanto na consecução do objetivo de cobertura vacinal para grupos indígenas ou étnicos minoritários, como na eliminação de disparidades étnicas. Os elementos-chave destes programas bem sucedidos incluíam a adequação cultural, serviços multidisciplinares/integrados, uma boa recolha e acompanhamento e uma recolha de dados rigorosa. Existe um debate sobre o contexto ideal para a administração da vacina, mas vários programas bem sucedidos utilizaram mais do que um contexto. As campanhas universais revelaram-se mais bem sucedidas em determinadas situações, ao passo que as campanhas orientadas deram bons resultados noutras. Infelizmente, existem poucas provas sobre estratégias de vacinação em populações indígenas que envolvam adolescentes. As provas que se seguem referem-se a adultos mais velhos ou a crianças pequenas, pelo que os resultados terão de ser aplicados com precaução a um contexto de vacina contra o HPV na Nova Zelândia.

5.3.1 Universal ou direcionado?

Numa análise sistemática de 2006 sobre a cobertura e a política de vacinação para as populações indígenas na Austrália, Canadá, Nova Zelândia e Estados Unidos, Menzies e McIntyre concluem que "os programas de vacinação universal financiados a nível nacional são claramente a forma mais eficaz de reduzir a doença nas populações indígenas, bem como de reduzir as disparidades raciais" (89). Observam que o maior sucesso para as populações indígenas tem sido no caso das doenças virais, em que a vacina é altamente eficaz, a imunidade de grupo é elevada e as variações de estirpes não são um problema. Constataram consistentemente que os programas nacionais de vacinação dirigidos apenas a populações indígenas tiveram dificuldade em atingir uma cobertura elevada, especialmente nas zonas urbanas. Observam também que a focalização geográfica em regiões com um fardo particularmente elevado de doença tem sido eficaz, tal como os programas que visam apenas os indígenas em áreas onde estes constituem uma grande proporção da população.

5.3.2 O que é que funcionou para os índios americanos/nativos do Alasca?

Vários programas bem sucedidos utilizaram uma combinação de estratégias-chave, pelo que se torna difícil separar o benefício relativo de cada elemento. O Whiteriver Indian Health Service (IHS), no Arizona, conseguiu atingir taxas de vacinação contra a gripe em grupos-alvo de adultos índios americanos iguais ou superiores às taxas da população geral dos EUA (90). Atribuem o mérito à utilização de uma abordagem multidisciplinar, que consiste na educação do pessoal e da comunidade (utilizando meios de comunicação social tribais, tanto em inglês como na língua apache), ordens permanentes para facilitar a identificação e imunização dos pacientes sem consulta médica, bem como vacinações comunitárias e ao domicílio sem barreiras financeiras. A boa manutenção de registos também foi um componente, com as vacinas documentadas eletronicamente num resumo do paciente, que estava disponível em todo o IHS.

O Inquérito Nacional de Imunização dos EUA, realizado em 1998-2000, não encontrou qualquer diferença estatisticamente significativa na cobertura de vacinação entre as crianças pequenas dos índios americanos/nativos do Alasca (AIAN) e as crianças pequenas não AIAN, apesar de as crianças AIAN terem uma maior prevalência de outros factores de risco conhecidos para a subimunização, incluindo um estatuto socioeconómico mais baixo (91). Os dados deste Inquérito Nacional de Imunização são obtidos através de uma marcação aleatória para os agregados familiares, e as informações sobre a etnia, demografia e imunização são recolhidas verbalmente junto dos pais, bem como o consentimento para contactar o prestador de serviços de imunização da criança. Apenas as crianças com estatuto verificado pelo prestador são incluídas nos resultados, e é efectuada uma ponderação adicional para ajustar a cobertura não telefónica e a propensão para a resposta, embora não seja claro se a exatidão deste método de recolha de dados para a população AIAN foi verificada. Strine et al (91) atribuem esta eliminação das disparidades de imunização ao facto de a maioria dos AIAN viver numa área servida por um IHS, que, em cooperação com outras organizações tribais, fornece cuidados primários integrados, culturalmente adequados e baseados na comunidade, incluindo visitas ao domicílio e acompanhamento de crianças não vacinadas por enfermeiros de saúde pública. Concluem que as disparidades étnicas em matéria de imunização podem ser ultrapassadas através de um programa suficientemente direcionado e baseado na comunidade (91). A cobertura da vacinação contra o sarampo tem sido consistentemente mais elevada para as crianças AIAN do que para as crianças brancas ou de outras origens americanas desde 1996 (92). Este facto pode dever-se, em parte, ao programa Vaccines for Children, financiado a nível nacional, que fornece gratuitamente as vacinas infantis recomendadas às crianças AIAN e às crianças com baixos rendimentos (91).

5.3.3 O que é que funcionou para os aborígenes australianos e os habitantes das ilhas do Estreito de Torres (ATSI)?

Os dados da Austrália sugerem que os programas orientados e baseados na comunidade funcionam melhor para as populações indígenas das zonas rurais/remotas, onde as comunidades são mais pequenas e mais delimitadas. Vários estudos concluíram que a cobertura vacinal é mais elevada entre os indígenas australianos que vivem em comunidades remotas do que entre os que vivem em zonas urbanas (92-97). Mais recentemente, em 2004, Hull et al (96) descobriram que a percentagem de crianças totalmente vacinadas aos 2 anos de idade em áreas remotas era de 84,6-89,7% para as crianças não-ATSI e de 72,5-78,5% para as crianças ATSI, enquanto que nas áreas classificadas como "mais acessíveis" as percentagens caíam para 80-87,3% para as crianças não-ATSI e 58,2-66,9% para as crianças ATSI. Embora as taxas para todas as crianças fossem ligeiramente mais baixas nas zonas mais acessíveis, é importante notar que a diferença entre ATSI e não-ATSI era também mais acentuada nestas zonas. As possíveis razões apontadas para esta menor cobertura e maior disparidade para as pessoas ATSI nas áreas urbanas incluem o facto de haver mais profissionais de saúde aborígenes nas comunidades remotas para gerir os programas, em comparação com os centros urbanos (98), e problemas na identificação das pessoas ATSI que vivem em áreas urbanas maiores (97). A incapacidade de reproduzir o sucesso relativo da vacinação das pessoas ATSI em comunidades pequenas e remotas nas zonas urbanas levou a apelos para um maior investimento na melhoria da recolha de dados e em serviços de vacinação culturalmente adequados e acessíveis (99).

Relativamente ao local de vacinação, a investigação australiana concluiu que a vacinação ao domicílio é eficaz para melhorar a cobertura das crianças com imunizações em atraso (100) e para melhorar a cobertura das crianças ATSI (101). É mais provável que os aborígenes australianos sejam vacinados quando visitam um Serviço de Saúde Controlado pelos Aborígenes do que num consultório geral privado (101, 102).

A força destas provas sobre as pessoas ATSI é comprometida por duas questões principais. Tal como a Nova Zelândia, a Austrália tem problemas significativos com a recolha de dados precisos sobre etnicidade e sabe-se que todas as fontes utilizadas nos estudos acima referidos subestimam as pessoas ATSI (93, 96, 97). Em segundo lugar, não foi possível encontrar literatura que fosse explicitamente escrita a partir de uma perspetiva ATSI, pelo que é incerto até que ponto a literatura disponível dá voz às realidades ou preocupações ATSI relativamente à cobertura ou à administração da imunização.

5.4 Provas relativas a outras minorias étnicas

A maioria das provas relativas às disparidades de imunização noutros grupos étnicos minoritários provém dos EUA. Nos EUA, existem disparidades acentuadas de imunização entre os adultos americanos brancos e outros grupos étnicos (103-106), embora se tenha registado uma redução impressionante das disparidades étnicas de imunização entre as crianças (14, 107).

5.4.1 Redução das disparidades étnicas na imunização infantil nos EUA

Uma análise da cobertura de imunização nos Estados Unidos entre 1996-2002 revelou que a diferença de imunização bem documentada entre crianças brancas e afro-americanas com idades compreendidas entre os 19 e os 35 meses estava a aumentar a uma taxa de 1% por ano, resultando principalmente de um aumento da cobertura para os brancos e de uma diminuição da cobertura para os afro-americanos em grupos com rendimentos mais elevados (103, 104, 108). No entanto,

dados mais recentes do Inquérito Nacional de Imunização dos Estados Unidos, realizado em 2005, sugerem que as disparidades étnicas em matéria de imunização estão a diminuir - pela primeira vez, não se registou uma diferença significativa na cobertura entre etnias para a série recomendada de imunizações para crianças com idades compreendidas entre os 19 e os 35 meses (109).
São apresentadas várias razões para explicar os êxitos dos EUA na redução das disparidades étnicas na imunização infantil. A diferença de cobertura da vacinação contra o sarampo entre crianças afro-americanas e brancas diminuiu de 15% em 1985 para 1-2% em 1996, e tem-se mantido a este nível desde 1996 (92). Esta redução foi creditada a uma estratégia de imunização dupla, que consiste em intervenções universais susceptíveis de atingir a maioria das crianças (como a distribuição das normas de vacinação recomendadas aos prestadores de serviços), juntamente com intervenções adicionais orientadas, concebidas para atingir as crianças de grupos étnicos sub-vacinados (por exemplo, o fornecimento de vacinas gratuitas a grupos de alto risco ao abrigo do Programa Vacinas para Crianças) (92). Uma vez que esta estratégia dupla envolve uma série de componentes, é difícil avaliar qual o fator que poderá ter sido mais útil. No entanto, Hutchins et al (92) consideram improvável que os resultados tivessem sido alcançados sem a combinação de estratégias universais e direcionadas, e que a questão importante era um sistema de alta qualidade em geral:

> "A equidade foi alcançada não nos baixos níveis globais de imunização que predominavam para todos num sistema de prestação de serviços com um desempenho abaixo do ótimo... mas nos níveis mais elevados de um sistema de prestação de serviços com um desempenho excelente" (92 pS151)

Szilagyi et al (110) conseguiram reduzir as disparidades étnicas em matéria de imunização infantil numa cidade dos EUA, visando um certo número de consultórios de médicos de clínica geral localizados em zonas com uma elevada densidade de crianças de minorias étnicas e implementando um serviço de recordação, chamada de atenção e contacto para acompanhar todas as crianças nesses consultórios. Apesar deste sucesso, os autores concordam que é improvável que a concentração numa única barreira ou intervenção resolva as disparidades de imunização, citando exemplos de disparidades étnicas persistentes apesar da disponibilização gratuita de vacinas ou de cuidados geridos (110).
A investigação observou que a introdução de novas tecnologias e intervenções aumenta frequentemente as disparidades (111); no entanto, a introdução da nova vacina contra a varicela nos EUA não resultou em quaisquer disparidades étnicas na imunização. A vacina foi recomendada universalmente em 1996 e, a partir de 1998, não se registou qualquer diferença estatisticamente significativa na cobertura entre crianças brancas e afro-americanas, tendo as crianças hispânicas obtido uma cobertura ligeiramente superior (112). A vacina contra a varicela foi a primeira vacina nova a ser introduzida após o estabelecimento do programa Vaccines For Children, que fornece vacinas gratuitas a crianças AIAN e sem seguro, e este programa é sugerido como um fator importante para evitar desigualdades étnicas com esta nova vacina, ao remover barreiras financeiras para algumas crianças (112).

5.4.2 Persistência de disparidades étnicas na imunização de adultos nos EUA

Apesar dos êxitos registados na redução das desigualdades étnicas entre as crianças, continuam a existir nos EUA disparidades acentuadas em matéria de imunização dos adultos. Um estudo destinado a avaliar a contribuição para as disparidades em matéria de imunização de uma série de factores relacionados com os doentes, os médicos e os factores geográficos (tais como a saúde geral, o estado civil, a educação, o estatuto socioeconómico e de seguro, as capacidades de comunicação do médico, a continuidade do prestador de serviços, etc.) concluiu que estes factores apenas explicavam 7% das disparidades étnicas dos adultos dos EUA em matéria de imunização (106). Tentando quantificar a contribuição das atitudes para explicar as desigualdades em matéria de imunização, Lindley et al (105) concluíram que, embora os afro-americanos idosos tivessem uma probabilidade significativamente menor de comunicar atitudes positivas em relação à imunização do que os americanos brancos, o seu rácio de probabilidades ajustado de receber uma vacina contra a gripe apenas aumentou de 0,43 (IC95% 0,34-0,55) para 0,55 (IC95% 0,42-0,72) quando as atitudes foram incluídas na análise multivariada. Assim, as atitudes explicaram apenas um pequeno grau da disparidade de imunização. Os autores observam também que a correlação entre as atitudes e o estado de vacinação não era fiável - atitudes negativas em relação à vacinação não significavam que os indivíduos não recebessem uma vacina, e atitudes positivas não significavam que uma vacina fosse necessariamente recebida (105). Outro estudo concluiu que a natureza das atitudes e das barreiras percepcionadas à imunização era muito distinta entre diferentes grupos étnicos, por exemplo, os afro-americanos eram mais propensos a relatar questões de desconfiança, como o facto de as vacinas contra a gripe provocarem gripe, enquanto os latinos eram mais propensos a relatar barreiras de custo e acesso (113). Este facto realça as limitações da aplicação de informações sobre um grupo étnico para informar a política de outros, e os autores sugerem que os programas de vacinação devem conhecer e abordar as preocupações e os obstáculos específicos de cada etnia. A Iniciativa de Disparidades Raciais e Étnicas nas Imunizações (READII) foi apresentada pelo Centro de Controlo de Doenças (CDC) como uma estratégia para ultrapassar estas disparidades persistentes na imunização de adultos. Reconhecendo que a parceria com grupos comunitários locais foi fundamental para o sucesso na melhoria das disparidades de imunização na infância, as principais caraterísticas da READII incluem o desenvolvimento da adesão local, o envolvimento das partes interessadas e das comunidades e a utilização de intervenções baseadas em provas com os prestadores de serviços e as comunidades (114). O projeto READII está a ser testado numa série de locais nos EUA, com cada local a desenvolver um plano comunitário, a realizar pesquisas de comunicação com cidadãos e prestadores de serviços, a organizar eventos de lançamento na comunidade, bem como a implementar e avaliar intervenções (114). A natureza exacta do estilo de intervenções utilizado não é prescrita, reconhecendo-se que as diferentes estratégias são mais adequadas para determinados grupos do que para outros. As intervenções bem sucedidas incluem a utilização de locais de distribuição de vacinas não tradicionais (por exemplo, gabinetes de políticos locais, farmácias) e o aumento do papel dos trabalhadores leigos de saúde/alcance culturalmente adequados (107). Embora ainda não tenha sido demonstrada uma redução das disparidades em matéria de imunização, os resultados obtidos até à data mostram uma redução das ideias erradas sobre as vacinas e uma maior sensibilização da comunidade para a imunização dos adultos (115).

Rust (107) descreve as disparidades étnicas na imunização de adultos como resultantes de barreiras ao nível dos doentes, dos prestadores de serviços e dos sistemas, e argumenta que, consequentemente, quaisquer intervenções bem sucedidas devem ser multifacetadas. Galea et al (116) descrevem o facto de muitas intervenções que melhoraram a cobertura vacinal em grupos minoritários em condições de ensaio não terem conseguido reproduzir esse sucesso quando aplicadas ao nível da população. Argumentam também que são necessárias intervenções a vários níveis para abordar a complexidade das barreiras que estas comunidades enfrentam, e que a abordagem tradicional de isolar e testar intervenções componentes não reconhece a influência do contexto sociopolítico mais alargado:

> "As disparidades actuais... sugerem que a passagem de uma intervenção eficaz para intervenções eficazes a nível da população exige o reconhecimento de que as intervenções têm de avançar simultaneamente em múltiplas dimensões a diferentes níveis. A consideração precoce de outros factores que são importantes para traduzir o ensaio de vacinação para uma escala mais ampla será provavelmente mais eficaz a longo prazo." (116 p54)

5.5 Evidências relativas aos adolescentes

A maior parte da literatura relativa às disparidades étnicas em matéria de imunização e à cobertura da imunização em geral refere-se a bebés e crianças pequenas. É difícil determinar até que ponto estes resultados podem ser aplicáveis ao grupo etário dos adolescentes, ou se as desigualdades para os Maori podem ser mais ou menos significativas neste grupo. Existem algumas provas americanas relativamente às atitudes dos pais de diferentes grupos étnicos em relação à vacinação contra o HPV na adolescência. Existe um debate sobre o contexto ideal para a administração da vacina a adolescentes.

5.5.1 Vacinação contra o HPV na adolescência

Tem-se debatido se os pais e os adolescentes aceitariam a vacinação contra o HPV, dado que o HPV é uma infeção sexualmente transmissível. Numa análise de 2005 da literatura sobre a vacina contra o HPV, Zimet (117) concluiu que a população em geral tinha poucos conhecimentos sobre a infeção pelo HPV e o seu papel no cancro do colo do útero. No entanto, a maioria dos pais e dos adolescentes aceitava a vacinação contra o HPV e a questão das IST não parecia limitar a sua aceitação (117). Um inquérito californiano revelou que 74,1% dos pais brancos, 84,1% dos hispânicos, 61,1% dos afro-americanos e 60,5% dos asiáticos declararam estar dispostos a vacinar contra o HPV uma filha com menos de 13 anos de idade (118), embora a taxa para os brancos não fosse estatisticamente significativa.

5.5.2 Medição da cobertura vacinal dos adolescentes

A ausência de dados dificulta a definição correta de prioridades e a correção das desigualdades étnicas na imunização dos adolescentes. Não existem dados publicados da Nova Zelândia sobre a cobertura da vacinação de rotina em crianças mais velhas ou adolescentes. O Registo Nacional de Imunização (NIR) foi criado em 2004/5 para recolher dados sobre o programa MeNZB™ . O NIR começou a registar os registos de imunização de rotina em 2005, para todas as crianças nascidas após uma data específica (11). Nenhum dos membros desta coorte de nascimentos atingiu ainda a adolescência, mas é possível que o âmbito do NIR seja alargado para registar a imunização dos 11 anos de idade. Da mesma forma, não existem dados disponíveis sobre as taxas de vacinação AIAN ou ATSI em crianças mais velhas ou adolescentes, embora uma campanha de vacinação escolar em toda a Austrália de todas as crianças de 5-12 anos contra o sarampo em 1998 tenha levado a reduções equivalentes nas notificações de sarampo em crianças ATSI e não ATSI (97). Tendo em conta que a vacina contra o HPV foi recentemente adicionada como uma vacina recomendada para crianças de 11-12 anos nos EUA, o CDC está a expandir o seu Inquérito Nacional de Imunização a partir de 2006 para fornecer dados de cobertura para crianças com idades entre os 13 e os 17 anos (109).

5.5.3 Estratégias para melhorar a cobertura vacinal dos adolescentes

Em 1999, um grupo de trabalho do CDC efectuou uma grande revisão sistemática de 17 intervenções para melhorar a cobertura vacinal em crianças, adolescentes e adultos (119-121). A Tabela 4 resume a força da evidência, de acordo com os critérios da revisão, para cada intervenção. Os critérios utilizados pela equipa de revisão para determinar cada nível de evidência estão detalhados na Tabela 5. Infelizmente, apenas 2 dos 197 estudos incluídos na análise se debruçaram especificamente sobre os adolescentes - um relativo a um programa de vacinação escolar e outro relativo a uma chamada de atenção/chamada iniciada pelo prestador de cuidados de saúde. Assim, a aplicabilidade das recomendações desta revisão às estratégias de imunização dos adolescentes é questionável.

Tabela 4 - Evidências de intervenções para melhorar a cobertura da vacinação [da revisão sistemática do CDC (119,120)]

Increasing community demand for vaccinations	
Client reminder/recall	*Strong evidence*
Multi-component interventions that include education	*Strong evidence*

Vaccination requirements for childcare, school and college attendance	*Sufficient evidence*
Community-wide education only interventions	*Insufficient evidence*
Clinic based education only interventions	*Insufficient evidence*
Client of family incentives	*Insufficient evidence*
Client-held medical records	*Insufficient evidence*
Enhancing access to vaccination services	
Reducing out-of-pocket costs	*Strong evidence*
Expanding access in health care settings (eg non-traditional settings, extended hours, drop-in rather than appointments)	*Strong evidence*
Vaccination programmes in Women Infants & Children (WIC) settings	*Sufficient evidence*
Home visits	*Sufficient evidence*
School-based vaccination programmes	*Insufficient evidence*
Vaccination in childcare centres	*Insufficient evidence*
Provider-based interventions	
Reminder/recall to providers	*Strong evidence*
Assessment/feedback for providers	*Strong evidence*
Standing orders	*Strong evidence*
Provider education only	*Insufficient evidence*

Quadro 5 - Critérios utilizados pela revisão sistemática de Shefer et al para avaliar a força da evidência sobre estratégias de imunização (121)

Evidence of effectiveness*	Execution—good or fair†	Design suitability—greatest, moderate, or least	Number of studies	Consistent	Effect size‡	Expert opinion§
Strong	Good	Greatest	At least 2	Yes	Sufficient	Not used
	Good	Greatest or moderate	At least 5	Yes	Sufficient	Not used
	Good or fair	Greatest	At least 5	Yes	Sufficient	Not used
Meet design, execution, number, and consistency criteria for sufficient but not strong evidence					Large	Not used
Sufficient	Good	Greatest	1	Not applicable	Sufficient	Not used
	Good or fair	Greatest or moderate	At least 3	Yes	Sufficient	Not used
	Good or fair	Greatest, moderate, or least	At least 5	Yes	Sufficient	Not used
Expert opinion	Varies	Varies	Varies	Vanes	Sufficient	Supports a recommendation
Insufficient¶	Insufficient designs or execution		Too few studies	Inconsistent	Small	Not used

*** As categorias não são mutuamente exclusivas; um conjunto de provas que satisfaça os critérios de mais do que uma destas categorias deve ser classificado na categoria mais elevada possível.**

t Os estudos com execução limitada não são utilizados para avaliar a eficácia.

t Os tamanhos de efeito suficientes e grandes são definidos caso a caso e baseiam-se na opinião do Grupo de Trabalho.

§ A opinião dos peritos não foi utilizada nesta revisão, mas pode afetar a classificação de um conjunto de provas, como se mostra.

i As razões para a determinação de que as provas são insuficientes serão descritas da seguinte forma: concepções ou execuções insuficientes, poucos estudos, inconsistentes, tamanho do efeito demasiado pequeno, opinião de peritos não utilizada. Estas categorias não se excluem mutuamente, e uma ou mais destas categorias ocorrerão quando um conjunto de provas não satisfizer os critérios de provas fortes ou suficientes.

Para além destas estratégias, um relatório de 2005 da Fundação Nacional Americana para as Doenças Infecciosas (NFID) recomendou o estabelecimento de uma idade uniforme de 11-12 anos para a administração de imunizações aos adolescentes (122). Esta idade é também recomendada pelo Comité Consultivo para as Práticas de Imunização do CDC, pela Academia Americana de Pediatria e pela Academia Americana de Médicos de Família (122). Para além de ajudar a habituar os pais e os prestadores de cuidados de saúde a um período fixo para as imunizações dos adolescentes, a idade de 11-12 anos é defendida para dar aos adolescentes uma proteção mais precoce contra as doenças evitáveis por vacinação e para captar a maioria dos adolescentes enquanto ainda frequentam a escola. Nos EUA, 98% das crianças com idades compreendidas entre os 11 e os 12 anos ainda frequentam a escola, com as taxas de abandono escolar a aumentarem de forma constante a partir dos 13 anos (122).

5.5.4 Contexto para a administração de vacinas a adolescentes

Existe um debate sobre o contexto ideal para a administração da vacina aos adolescentes. Em 1997, o Comité Consultivo para as Práticas de Imunização do CDC recomendou que a melhor estratégia para vacinar os adolescentes era através de uma visita de rotina ao seu prestador de cuidados de saúde primários aos 11-12 anos de idade (123). No entanto, esta recomendação iria provavelmente exacerbar as disparidades de imunização para as minorias étnicas, que têm menos acesso aos cuidados primários do que os americanos brancos. Além disso, quando testados numa zona urbana de baixo nível socioeconómico com elevadas proporções de minorias étnicas, verificou-se que os sistemas de chamada de atenção/lembrete através dos cuidados primários tinham apenas um efeito reduzido na melhoria da cobertura da vacinação dos adolescentes (124). Nos EUA, os adolescentes apenas visitam, em média, um prestador de cuidados de saúde por ano (125), um padrão de utilização que pode não se adequar a um esquema de vacinação de três doses, como a vacina contra o HPV. Os programas baseados nas escolas têm sido utilizados nos EUA para administrar a vacinação contra a hepatite B aos adolescentes. Os programas de vacinação contra a hepatite B baseados nas escolas nos EUA foram considerados muito bem sucedidos no aumento da cobertura (88, 126-131), alcançando taxas de conclusão de três doses mais elevadas do que os adolescentes inscritos em organizações de cuidados geridos (86, 132). No entanto, ainda foram encontradas disparidades étnicas em programas baseados em escolas. Um programa que fornecia vacinas gratuitas contra a hepatite B a adolescentes de escolas desfavorecidas de Houston (133) constatou que persistia uma disparidade étnica estatisticamente significativa nas taxas de conclusão da vacinação, em particular para os adolescentes afro-americanos (ver Tabela 6). A percentagem de adolescentes elegíveis que consentiram em participar, por etnia, só foi registada para o segundo ano do programa e, como se pode ver na coluna da direita da Tabela 6, isto mostra que, embora os adolescentes afro-americanos tivessem mais probabilidades de consentir do que os brancos (80% em comparação com 70%), tinham menos probabilidades de serem vacinados (69% em comparação com 77%). O objetivo deste programa baseado na escola era eliminar as barreiras de acesso conhecidas à vacinação dos adolescentes, mas este estudo sugere que outras barreiras estão a contribuir para as disparidades étnicas na imunização dos adolescentes.

Tabela 6 - Taxas de consentimento e conclusão da vacinação contra a hepatite B na Iniciativa de Imunização de Adolescentes com Base na Escola de Houston, por etnia (133)

		Year	
Ethnicity		**1998-1999**	**1999-2000**
African-american	% consented	n/a	80
	% of consented who completed 3 doses	60	69
Hispanic	% consented	n/a	79
	% of consented who completed 3 doses	68	81
Asian	% consented	n/a	49
	% of consented who completed 3 doses	71	91
White	% consented	n/a	70
	% of consented who completed 3 doses	70	77
P-value for ethnic differences		<0.0001	<0.0001

Alguns programas de vacinação contra a hepatite B bem sucedidos nas escolas dos EUA realizaram sessões educativas com os adolescentes sobre a hepatite B e a vacinação durante as aulas (126, 130, 133), para além de enviarem pacotes informativos multilingues aos pais. Verificou-se que a educação aumenta a cobertura de um programa de vacinação escolar utilizado no Reino Unido, para vacinar contra a rubéola todas as raparigas de 11-12 anos. Verificou-se que as baixas taxas de vacinação se deviam mais à falta de resposta do que à recusa dos pais, e que a educação para a saúde era mais frequentemente dirigida aos pais do que aos adolescentes (134). Um ensaio controlado concluiu que proporcionar às raparigas uma breve conversa interactiva sobre a rubéola, em conjunto com o procedimento normal de imunização contra a rubéola na escola, aumentou a adesão à vacinação para 93%, em comparação com 75% no grupo que recebeu apenas o programa normal de imunização na escola (134). Proporcionar educação para a saúde aos adolescentes parece ser uma forma eficaz de aumentar a motivação para devolver os formulários de consentimento e, subsequentemente, tem efeitos positivos na adesão à vacinação.

5.6 E quanto às doses múltiplas?

Há provas de que a cobertura diminui com cada dose sucessiva para vacinas com doses múltiplas. Este facto é importante, uma vez que a vacina contra o HPV requer três doses para conferir imunidade adequada, e é necessário considerar a melhor forma de garantir que as três doses são recebidas. Para além de receber o número correto de doses da vacina, receber essas doses no prazo mais rápido recomendado também é importante para receber os benefícios da imunidade o mais rapidamente possível.

Na Nova Zelândia, o Inquérito Nacional sobre a Cobertura da Vacinação Infantil de 2005 revelou uma tendência para o declínio das taxas de cobertura com cada dose sequencial de vacinas multidose (11). A campanha MeNZB™ também registou uma descida com cada dose, em todas as etnias e grupos etários (64). Isto está de acordo com os dados de comunidades indígenas e não indígenas nos EUA (86, 87) e na Austrália (85).

Para além do declínio da cobertura por dose da vacina pneumocócica conjugada entre as crianças ATSI, Hanna et al (85) verificaram que a oportunidade era um problema particular - enquanto 84% das crianças ATSI receberam três doses até ao 1 ano, apenas 50% tinham recebido três doses até aos 7 meses de idade recomendados. Este estudo determinou o estatuto étnico através de dados de separação hospitalar, pelo que este método pode ter subestimado as crianças ATSI e, por conseguinte, pode não descrever o quadro completo da população ATSI. Este declínio por dose é semelhante à adoção mais lenta do MeNZB™ para os Maori nos cuidados primários (64). Avaliações da vacinação contra hepatite B em adolescentes dos EUA descobriram que menos terceiras doses foram administradas do que as primeiras doses, tanto em programas escolares (88) quanto para aqueles inscritos em uma companhia de seguros de saúde (86), mas não houve análises sobre se essa queda variou por etnia.

CAPÍTULO 6

Análise quantitativa do programa de vacinação escolar do 7º ano da CMDHB

6.1 Visão geral

Os dados extraídos da base de dados da PHN da CMDHB foram compilados nas tabelas de resumo que se seguem. Os dados sobre o total de matrículas escolares, por etnia, utilizados para o denominador provêm da lista de matrículas do Ministério da Educação de julho de 2005, para o 7º ano, nas escolas abrangidas pelo programa de vacinação escolar da CMDHB. São apresentadas tabelas separadas para o tétano e a poliomielite, uma vez que estas foram administradas como vacinas separadas em 2005 e os formulários de consentimento pediam o consentimento para cada vacinação independentemente. Os quadros 7 e 8 apresentam as taxas de devolução de formulários, de consentimento e de vacinação para cada categoria étnica (em números totais de alunos e percentagens simples). A Tabela 9 e a Tabela 10 comparam os mesmos factores para Maori e não-Maori, e incluem riscos relativos. A Tabela 11 e a Tabela 12 comparam as diferentes razões apresentadas para o não consentimento da vacinação, para os diferentes grupos étnicos.

Tabela 7 - Vacinação contra a poliomielite no ano 7 do CMDHB, 2005

	Ethnicity					
	NZ European	Māori	Pacific	Asian	Other	Total
Total students on Year 7 School Roll	2848	1902	2269	1255	368	8642
Total forms returned	2770	1216	1699	1197	643	7525
- as % of total in Year 7	97.26%	63.93%	74.88%	95.38%	174.73%[1]	87.07%
Number consenting to polio vaccination	1688	1009	1337	815	458	5307
- as % of forms returned	60.94%	82.98%	78.69%	68.09%	71.23%	70.52%
- as % of total in Year 7	59.27%	53.05%	58.92%	64.94%	124.46%[1]	61.41%
Number not consenting to polio vaccination	1082	207	362	382	185	2218
- as % of forms returned	39.06%	17.02%	21.31%	31.91%	28.77%	29.48%
- as % of total in Year 7	37.99%	10.88%	15.95%	30.44%	50.27%	25.67%
Total vaccinated for polio by PHNs	1369	917	1303	624	379	4592
- as % of those consenting	81.10%	90.88%	97.46%	76.56%	82.75%	86.53%
- as % of total in Year 7	48.07%	48.21%	57.43%	49.72%	102.99%[1]	53.14%
Number consented but not vaccinated	319	92	34	191	79	715
- as % of those consenting	18.90%	9.12%	2.54%	23.44%	17.25%	13.47%
- as % of total in Year 7	11.20%	4.84%	1.50%	15.22%	21.47%	8.27%

[1] Valores >100% devido à discrepância na classificação da etnia entre o numerador e o denominador.

Tabela 8 - Vacinação contra o tétano no 7º ano do CMDHB, 2005

	Ethnicity					Total
	NZ European	Māori	Pacific	Asian	Other	
Total number on Year 7 School Roll	2848	1902	2269	1255	368	8642
Total forms returned	2770	1216	1710	1207	643	7546
- as % of total in Year 7	97.26%	63.93%	75.36%	96.18%	174.73%[1]	87.32%

Number consenting to tetanus vaccination	1738	998	1362	831	473	5402
- as % of forms returned	62.74%	82.07%	79.65%	68.85%	73.56%	71.59%
- as % of total in Year 7	61.03%	52.47%	60.03%	66.22%	128.53%[1]	62.51%
Number not consenting to tetanus vaccination	1032	218	348	376	170	2144
- as % of forms returned	37.26%	17.93%	20.35%	31.15%	26.44%	28.41%
- as % of total in Year 7	36.24%	11.46%	15.34%	29.96%	46.20%	24.81%
Total vaccinated for tetanus by PHNs	1402	905	1332	637	391	4667
- as % of those consenting	80.67%	90.68%	97.80%	76.65%	82.66%	86.39%
- as % of total in Year 7	49.23%	47.58%	58.70%	50.76%	106.25%[1]	54.00%
Number consented but not vaccinated	336	93	30	194	82	735
- as % of those consenting	19.33%	9.32%	2.20%	23.35%	17.34%	13.61%
- as % of total in Year 7	11.80%	4.89%	1.32%	15.46%	22.28%	8.50%

[1] Valores >100% devido à discrepância na classificação da etnia entre o numerador e o denominador.

A Tabela 7 e a Tabela 8 mostram as taxas de devolução de formulários, consentimento e vacinação por etnia (como números totais de alunos e percentagens simples), para a vacinação contra a poliomielite e o tétano, respetivamente. Imediatamente óbvia é a discrepância entre numerador e denominador relativamente à categoria "outro". Foram classificados mais alunos como "outros" na base de dados do PHN, do que através do sistema de classificação étnica do Ministério da Educação. Esta discrepância sugere algumas limitações na fiabilidade da classificação da etnia, tal como mencionado no Capítulo 4 e discutido mais detalhadamente no Capítulo 8. A categoria "outros" não será analisada isoladamente nas análises que se seguem, mas é incluída juntamente com as outras etnias para formar a categoria "não-Maori".

Estes quadros mostram que a cobertura global da vacinação no 7.º ano foi baixa. De todos os alunos do 7.º ano em 2005, 54% foram vacinados contra o tétano e 53% contra a poliomielite através do programa escolar. A baixa cobertura global da vacinação foi influenciada pelo facto de 25% dos pais terem recusado o consentimento para a vacinação e de outros 13% não terem devolvido o formulário de consentimento.

Esta situação variava muito consoante a etnia - os maoris apresentavam taxas muito mais elevadas de não devolução de um formulário (36%), em comparação com os europeus da Nova Zelândia (3%), mas, em geral, os europeus da Nova Zelândia apresentavam taxas mais elevadas de recusa de consentimento (36%) do que os maoris (11%). Um total de 26% das crianças do 7º ano (29% das que devolveram um impresso) não consentiram em receber a vacina contra a poliomielite e 24% do 7º ano (28% das que devolveram os impressos) não consentiram em receber a vacina contra o tétano.

A cobertura da vacinação variou consoante a etnia, sendo a do Pacífico a mais elevada (58% para a poliomielite e 59% para o tétano), seguida da asiática (50% para a poliomielite e 51% para o tétano). As taxas de cobertura do tétano e da poliomielite eram muito semelhantes para os Maori (48%) e os europeus da Nova Zelândia (48% para a poliomielite, 49% para o tétano).

Uma percentagem mais baixa de Maori devolveu os formulários de consentimento, em comparação com os outros grupos étnicos, embora os Maori tivessem mais probabilidades do que estas outras etnias de consentir nos formulários que foram devolvidos. A cobertura foi mais elevada para os alunos do Pacífico do que para os Maori, em parte devido ao facto de a taxa de devolução de formulários ter sido mais elevada para os alunos do Pacífico e de uma percentagem mais elevada de alunos do Pacífico ter efetivamente recebido a vacinação depois de ter dado o seu consentimento, apesar de uma percentagem mais elevada de Maori ter dado o seu consentimento para a vacinação nos formulários devolvidos.

Tabela 9 - Cobertura da vacinação contra a poliomielite do Ano 7 do CMDHB para Maori e não Maori 2005.

	Ethnicity		RR
	Non-Māori	Māori	(with 95% CI and p-value for Māori versus non-Māori)
Total students on Year 7 School Roll	6740	1902	
Total forms returned	6309	1216	**0.68** (0.66-0.71)
- as % of total in Year 7	93.61%	63.93%	p=0.0000
No form returned	431	686	**5.64** (5.06-6.29)
- as % of total in Year 7	6.39%	36.07%	p=0.0000
Number consenting to polio vaccination	4298	1009	
- as % of forms returned	68.12%	82.98%	**1.22** (1.18-1.26) p=0.0000
- as % of total in Year 7	63.74%	53.05%	**0.83** (0.79-0.87) p=0.0000
Number not consenting to polio vaccination	2011	207	
- as % of forms returned	31.88%	17.02%	**0.53** (0.47-0.61) p=0.0000
- as % of total in Year 7	29.84%	10.88%	**0.36** (0.32-0.42) p=0.0000
Total vaccinated for polio by PHNs	3675	017	
- as % of those consenting	85.50%	90.88%	**1.06** (1.04-1.09) p=0.0000
- as % of total in Year 7	54.53%	48.21%	**0.88** (0.84-0.93) p=0.0000
Number consented but not vaccinated	623	92	
- as % of those consenting	14.50%	9.12%	**0.66** (0.54- 0.81) p=0.0001
- as % of total in Year 7	9.24%	4.84%	**0.43** (0.35-0.53) p=0.0000

[1] Os valores estatisticamente significativos estão a negrito

Tabela 10 - Cobertura da vacinação contra o tétano no 7º ano do CMDHB para maoris e não maoris, 2005.

	Ethnicity		RR[1]
	Non-Māori	Māori	(with 95% CI and p-value for Māori versus non-Māori)
Total number on Year 7 School Roll	6740	1902	
Total forms returned	6330	1216	**0.68** (0.66-0.70)
- as % of total in Year 7	93.92%	63.93%	p=0.0000
No form returned	410	686	**5.93** (5.30-6.63)
- as % of total in Year 7	6.08%	36.07%	p=0.0000

Number consenting to tetanus vaccination	4404	998	
- as % of forms returned	69.57%	82.07%	**1.18** (1.14-1.22) p=0.0000
- as % of total in Year 7	65.34%	52.47%	**0.80** (0.77-0.84) p=0.0000
Number not consenting to tetanus vaccination	1926	218	
- as % of forms returned	30.43%	17.93%	**0.59** (0.52-0.67) p=0.0000
- as % of total in Year 7	28.58%	11.46%	**0.42** (0.36-0.47) p=0.0000
Total vaccinated for tetanus by PHNs	3762	905	
- as % of those consenting	85.42%	90.68%	**1.06** (1.04-1.09) p=0.0000
- as % of total in Year 7	55.82%	47.58%	**0.85** (0.81-0.90) p=0.0000
Number consented but not vaccinated	642	93	
- as % of those consenting	14.58%	9.32%	**0.64** (0.52-0.79) p=0.0000
- as % of total in Year 7	9.53%	4.89%	**0.51** (0.42-0.63) p=0.0000

[1] Os valores estatisticamente significativos estão a negrito

A Tabela 9 e a Tabela 10 comparam as taxas de devolução do formulário, de consentimento e de vacinação dos Maori com as dos não-Maori, para a vacinação contra a poliomielite e o tétano, respetivamente. Estas tabelas incluem os riscos relativos para os Maori, em comparação com os não-Maori, de devolver um formulário de consentimento, consentir a vacinação e receber efetivamente a vacinação. Apenas 64% dos Maori na lista escolar do 7º ano devolveram os formulários de consentimento de vacinação, em comparação com 94% para os não-Maori em geral (RR=0,68, IC 95% 0,66-0,71).

As taxas de cobertura para os Maori foram inferiores às dos não-Maori. Relativamente à poliomielite e ao tétano, 48% dos Maori no 7º ano foram vacinados na escola. Para os não maoris, 56% receberam a vacina contra o tétano e a poliomielite na escola. Isto representa uma disparidade na cobertura entre maoris e não maoris de 8 pontos percentuais. Entre os que devolveram os formulários, os Maori tinham uma probabilidade significativamente maior do que os não-Maori de consentir na vacinação contra a poliomielite (RR=1,22, IC95% 1,18-1,26) e o tétano (RR=1,18, IC95% 1,14-1,21). No entanto, quando o número de estudantes que não devolveram um formulário é tido em conta, em geral menos Maori deram um consentimento positivo para a vacinação do que os não-Maori (RR=0,80 para a poliomielite, RR=0,83 para o tétano). Apesar de, uma vez consentido, os Maori terem mais probabilidades do que os não-Maori de receberem efetivamente a vacinação (RR=1,06, IC 95% 1,04-1,09), isto não superou o efeito da não devolução dos formulários e deixou os Maori com probabilidades significativamente menores do que os não-Maori de serem vacinados contra o tétano (RR=0,85, IC 95% 0,81-0,90) e a poliomielite (RR=0,88, IC 95% 0,84-0,93).

As figuras 4 e 5 são gráficos de pizza que apresentam a repartição do estado de vacinação para Maori e não-Maori, para a vacinação contra a poliomielite e o tétano, respetivamente. Estes números realçam a grande proporção de maoris que não devolveram os formulários de consentimento. Mostram que uma percentagem mais baixa de Maori faltou à vacinação depois de ter dado o seu consentimento, mas que, em geral, uma percentagem mais baixa de Maori consentiu e recebeu a vacinação em comparação com os não-Maori, reflectindo taxas de consentimento registadas mais baixas devido à não devolução dos formulários. Os números também demonstram as percentagens mais elevadas de não maoris que recusaram o consentimento e que consentiram mas não foram vacinados.

Figura 4 - Repartição do estatuto de consentimento para a vacinação contra a poliomielite no 7º ano da CMDHB

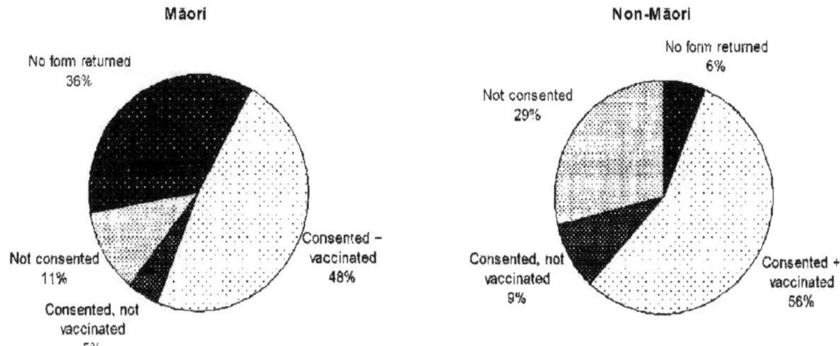

Figura 5 - Repartição do estatuto de consentimento para a vacinação contra o tétano no 7º ano do CMDHB

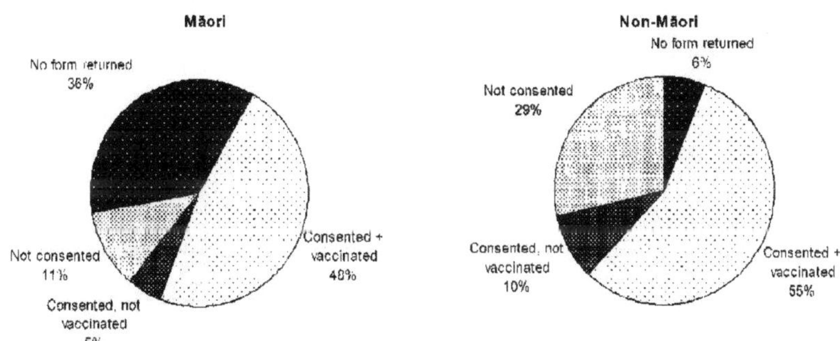

Quadro 11 - Razões apresentadas para não consentir na vacinação CMDHB do 7º ano, 2005

	Ethnicity					Total
	NZ European	Māori	Pacific	Asian	Other	
Choose to take child to GP	290	49	82	59	49	529
- as % of those not consenting	26.80%	22.48%	22.65%	15.45%	26.49%	23.85%
Do not want immunisations	91	19	20	31	13	174
- as % of those not consenting	8.41%	8.72%	5.52%	8.12%	7.03%	7.84%
Child already received immunisations	545	87	164	227	85	1108
- as % of those not consenting	50.37%	39.91%	45.30%	59.42%	45.95%	49.95%
No answer selected	2	7	4	0	2	15
- as % of those not consenting	0.18%	3.21%	1.10%	0.00%	1.08%	0.68%

No data/unaccounted for	154	56	92	65	36	392
- as % of those not consenting	14.23%	25.69%	25.41%	17.02%	19.46%	17.67%

Quadro 12 - Comparação dos motivos invocados para o não consentimento na vacinação do 7º ano em 2005, entre maoris e não maoris

	Ethnicity		RR[1]
	Non-Māori n=2000	**Māori** n=218	(with 95% CI and p-value for Māori versus non-Māori)
Choose to take child to GP **- as % of those not consenting**	480 24.00%	49 22.48%	0 .94 (0.72-1.21) p= 0.6164
Do not want immunisations **- as % of those not consenting**	155 7.75%	19 8.72%	1.12 (0.71-1.77) p= 0.6146
Child already received immunisations **- as % of those not consenting**	1021 51.05%	87 39.91%	**0.78** (0.66- 0.93) p= 0.0018
No answer selected **- as % of those not consenting**	8 0.40%	7 3.21%	**8.03** (2.94-21.92) p=0.0000
No data/unaccounted for **- as % of those not consenting**	336 16.8%	56 25.69%	**1.74** (1.36-2.23) p=0.0000

[1] Os valores estatisticamente significativos estão a negrito

A Tabela 11 mostra os diferentes motivos apresentados para o não consentimento da vacinação, para os diversos grupos étnicos. Quando extraída da base de dados da PHN, esta informação não está separada em categorias de tétano/poliomielite. É provável que a entrada de dados nesta categoria na base de dados da PHN esteja incompleta, uma vez que apenas 15 não consentidores foram registados como tendo "nenhuma opção selecionada", deixando um grande número (n=392) de não consentidores por contabilizar nestes números.

O Quadro 12 compara as razões apresentadas para o não consentimento entre os Maori e os não-Maori, incluindo os riscos relativos. Entre os que não consentiram na vacinação, não houve diferença estatisticamente significativa entre o número de maoris e não maoris que não consentiram por não concordarem com a vacinação (8% dos que recusaram o consentimento), nem entre o número dos que não consentiram por preferirem levar o filho ao médico de família. Os maoris tinham 22% menos probabilidades do que os não maoris (RR=0,78 IC95% 0,66-0,93) de recusar o consentimento pelo facto de o seu filho já ter sido vacinado, o que talvez sugira uma menor utilização dos cuidados primários.

Alguns pais recusaram o consentimento para a vacinação porque afirmaram que o seu filho já tinha recebido as vacinas. Isto será abordado mais adiante na discussão, mas se assumirmos que este estado de vacinação auto-relatado está correto, isto aumenta a cobertura total da vacinação recomendada contra a poliomielite e o tétano no 7.º ano nesta população para 66% no geral para a poliomielite e 67% no geral para o tétano. A taxa de cobertura para o tétano e a poliomielite aumenta para 53% para os Maori e 71% para os não-Maori. Isto aumenta a disparidade entre a cobertura dos Maori e dos não-Maori para 18 pontos percentuais.

6.2 Resumo

Em resumo, a cobertura da vacinação contra a poliomielite e o tétano no 7.º ano nesta população em 2005 foi baixa, e a cobertura foi muito mais baixa para os Maori. No geral, 48% dos Maori e 56% dos não-Maori no 7º ano na CMDHB em 2005 foram vacinados através do programa escolar. Assumindo que os pais que declararam que os seus filhos já tinham recebido estas vacinas estavam todos corretos, a cobertura global nesta população para a vacinação recomendada contra o tétano e a poliomielite no 7º ano é de 53% para os Maori e 71% para os não-Maori. A cobertura da vacinação do 7º ano foi limitada pelo facto de um quarto dos pais ter recusado o consentimento e de outro oitavo não ter respondido com a devolução do formulário de consentimento. A cobertura para os Maori foi limitada principalmente pelo facto de mais de um terço não ter devolvido o formulário de consentimento. Uma vez dado o consentimento, os maoris tinham uma probabilidade ligeiramente superior à dos não maoris de receber efetivamente as vacinas.

CAPÍTULO 7

Análises HEAT

7.1 Introdução

Este capítulo utilizará a Ferramenta de Avaliação da Equidade na Saúde (Apêndice 2) para avaliar as implicações de várias opções políticas para a vacina contra o HPV na Nova Zelândia, numa perspetiva de desigualdades. A situação atual, em que a vacina contra o HPV só está disponível através de financiamento privado, será utilizada como base de comparação. As outras opções políticas foram baseadas nas políticas relativas a outras vacinas na Nova Zelândia e nas políticas relativas à vacina contra o HPV nos EUA e na Austrália. As consequências prováveis de cada política basear-se-ão nas evidências da revisão da literatura, na cobertura de vacinação da campanha MeNZB™ e na análise da cobertura de imunização do 7º ano no CMDHB. As análises centrar-se-ão nas perguntas 6 a 12 da lista de verificação HEAT, uma vez que as perguntas 1 a 5 se aplicam, de um modo geral, à questão da imunização e das desigualdades em matéria de cancro do colo do útero para os Maori, e foram amplamente discutidas na secção Antecedentes desta dissertação.

7.2 Opções políticas

1. **Status quo**

Permanecem disponíveis apenas a título privado.

2. **Financiamento universal**

Acrescentar ao calendário nacional de imunização (NIS) para as raparigas de 11 anos, como uma vacina universalmente financiada pelo sector público. Administrar através dos canais existentes utilizados para a atual dTap-IPV no 7º ano, ou seja, programas escolares na Ilha do Norte e cuidados primários na Ilha do Sul.

3. **Financiamento universal acompanhado de uma campanha do tipo MeNZB**

Acrescentar ao SNI para as raparigas de 11 anos de idade, mas acompanhá-lo de uma campanha intensiva de sensibilização ao estilo do MeNZB nos meios de comunicação social nacionais e locais, com acções de sensibilização e acompanhamento, especificamente desenvolvidas com os Maori, e dirigidas aos Maori como um grupo com grandes necessidades identificadas e com uma fraca cobertura vacinal.

4. **Financiamento direcionado apenas para os Maori**

Acrescentar ao NIS apenas os Maori como grupo de alto risco identificado.

Além disso, será considerado o efeito de acrescentar um programa de recuperação a qualquer política de vacinação financiada por fundos públicos, financiando a vacina contra o HPV para as raparigas até aos 26 anos (tal como foi implementado na Austrália).

7.3 Opção 1 - Manutenção do status quo

6. Como irá abordar o Tratado de Waitangi no contexto da Lei da Saúde Pública e da Deficiência da Nova Zelândia de 2000?

Esta política não contempla os princípios de parceria, participação e proteção do Tratado de Waitangi, tal como expressos na Lei da Saúde Pública e da Deficiência da Nova Zelândia de 2000. Esta política atual não foi concebida em parceria com as comunidades Maori, nem há provas de quaisquer esforços para trabalhar em conjunto com os Maori no sentido de desenvolver estratégias para aplicar esta política da forma mais benéfica possível para os Maori. A participação dos maoris nesta política limita-se ao envolvimento que possam ter no fornecimento da vacina contra o HPV a nível dos cuidados primários. Esta política não aborda o princípio da proteção, uma vez que tornar a vacina menos acessível aos maoris não contribui para garantir que os maoris tenham pelo menos o mesmo nível de saúde que os não-maoris.

7. Onde/como é que vai intervir para resolver esta questão? Utilize o Quadro de Intervenção do

Ministério da Saúde para orientar a sua reflexão.

Esta política intervém para melhorar a saúde ao nível dos serviços de saúde e de deficiência, disponibilizando a vacina contra o HPV para aquisição. No entanto, não aborda as desigualdades associadas à imunização ou ao cancro do colo do útero, incluindo esforços para melhorar o acesso, adequando os serviços às necessidades de saúde identificadas da população ou utilizando medidas de educação para a saúde.

8. Como é que esta intervenção pode afetar as desigualdades na saúde?

Dado que mais de 56% dos maoris se encontram nos três decis socioeconómicos mais desfavorecidos (16), é menos provável que os maoris consigam pagar uma vacina que custa 450 dólares. É também provável que facto de se confiar na distribuição ad hoc através dos cuidados primários resulte num menor número de maoris vacinados, devido ao seu menor acesso aos cuidados primários (135-137). É provável que, com esta política, a disparidade seja maior para os Maori do que a atual disparidade para as vacinas com financiamento público na Nova Zelândia, principalmente devido à barreira dos custos. Com efeito, esta política servirá para aumentar as disparidades de imunização (e, consequentemente, as desigualdades em matéria de cancro do colo do útero) entre os Maori e os não-Maori na Nova Zelândia.

9. Quem beneficiará mais?

Não existem dados disponíveis sobre a adesão à vacinação contra o HPV nos cuidados primários desde o seu lançamento na Nova Zelândia. O conhecimento dos pais e dos prestadores de cuidados de saúde sobre a relação entre o HPV e o cancro do colo do útero é baixo (118, 138, 139), pelo que as pessoas com maior probabilidade de beneficiar da vacinação não serão apenas as que podem pagar, mas também as que têm um elevado nível de conhecimento. É provável que esta política favoreça as raparigas que acedem aos cuidados primários e as que têm pais mais ricos ou mais instruídos.

10. Quais poderão ser as consequências indesejadas?

As consequências indesejadas mais óbvias seriam o aumento da disparidade entre a cobertura de imunização dos maoris e dos não-maoris e as taxas de cancro do colo do útero, porque se mais não-maoris puderem vacinar os seus filhos com a vacina contra o HPV, serão evitados mais cancros do colo do útero entre os não-maoris do que entre os maoris. Ao beneficiar desproporcionadamente os não-maoris, esta política serviria para reforçar o privilégio existente dos não-maoris, sem nada fazer para satisfazer a maior necessidade dos maoris. Ao não acompanhar a disponibilização da vacina contra o HPV com qualquer ação de sensibilização ou educação, poderiam propagar-se mitos e desinformação sobre a vacina, por exemplo, sobre o facto de conduzir à promiscuidade ou de suprimir a necessidade de rastreio do colo do útero, o que poderia ter consequências indesejadas de uma menor adesão à vacina contra o HPV ou de uma diminuição do rastreio e de um aumento das taxas de anomalias cervicais não detectadas. Estas consequências podem afetar tanto os Maori como os não-Maori que recebem a vacina.

11. O que fará para garantir a redução/eliminação das desigualdades?

Atualmente, nada está a ser feito nesta política para eliminar ou reduzir as desigualdades. No âmbito da atual política, há margem para melhorar o seu impacto na saúde dos maoris, através da colaboração com as comunidades e os prestadores de serviços maoris para desenvolver estratégias de sensibilização para a vacina e incentivar a sua utilização, mas isso não ultrapassará a barreira da acessibilidade financeira nem muitas das outras inadequações para os maoris no âmbito do atual sistema de administração de vacinas na Nova Zelândia. Para garantir que as desigualdades neste domínio sejam reduzidas/eliminadas, esta política tem de ser fundamentalmente alterada e reconsiderada numa perspetiva de desigualdade. É altamente improvável que seja possível reduzir ou eliminar as desigualdades dos Maori no cancro do colo do útero através de qualquer política que envolva apenas o financiamento privado.

12. Como saberá se as desigualdades foram reduzidas/eliminadas?

Uma vez que esta política não inclui a vacina contra o HPV no NIS, os dados de vacinação não serão recolhidos no NIR e, por conseguinte, não será possível saber qual o efeito que esta política está a ter nas desigualdades de imunização entre Maori e não-Maori. O efeito sobre as desigualdades em matéria de cancro do colo do útero será detectado através das estatísticas dos registos de cancro, mas demorará décadas a tornar-se evidente na atual coorte de crianças.

7.4 Opção 2 - Financiamento universal

6. Como irá abordar o Tratado de Waitangi no contexto da Lei da Saúde Pública e da Deficiência da Nova Zelândia de 2000?

O facto de se acrescentar a vacina contra o HPV à NIS não responde automaticamente aos princípios do Tratado. Para que esta política adopte uma abordagem baseada no Tratado, seria necessária uma parceria com os Maori para discutir a forma como esta política poderia ser implementada de modo a obter os melhores resultados para os Maori, e seria necessária a participação dos Maori a todos os níveis deste processo, desde a conceção até à entrega. Embora esta política de financiamento universal aborde melhor o princípio da proteção do que a Política 1, sabemos, com base nas desigualdades existentes em todas as outras vacinas com financiamento público, que o financiamento universal, por si só, não garantirá que os Maori tenham as mesmas taxas de vacinação que os não-Maori. Para abordar adequadamente o princípio da proteção, seria necessário implementar medidas adicionais (tais como alguns dos componentes utilizados no programa MeNZB™) com o objetivo de alcançar, pelo menos, uma cobertura igual para os Maori.

7. Onde/como é que vai intervir para resolver esta questão? Utilize o Quadro de Intervenção do Ministério da Saúde para orientar a sua reflexão.

Tal como acontece com a política 1, a disponibilização da vacina contra o HPV é uma intervenção destinada a melhorar a saúde a nível dos serviços de saúde e de deficiência. No entanto, esta política também tem em conta as desigualdades a este nível, eliminando a barreira financeira ao acesso. Não tem em conta nenhuma das outras barreiras ao acesso, como a aceitabilidade, a disponibilidade de serviços ou a sensibilização, nem aborda nenhuma das determinantes estruturais, ambientais, sociopolíticas ou comportamentais mais amplas nesta questão.

8. Como é que esta intervenção pode afetar as desigualdades na saúde?

As desigualdades na imunização ocorrem com todas as vacinas financiadas publicamente na Nova Zelândia, incluindo a vacinação do 7º ano, pelo que seria de esperar que essas desigualdades se repetissem com esta política. É provável que a disparidade para os maoris com a vacina contra o HPV seja maior do que a encontrada com a vacinação CMDHB do 7º ano, porque a vacina MeNZB ™ de dose múltipla resultou em uma cobertura em declínio mais acentuado por dose para os maoris do que para os não maoris. Além disso, os adolescentes da Ilha do Sul não receberiam esta vacina através de um programa escolar, e é provável que, ao depender das visitas do GP, os Maori teriam ainda menos probabilidade do que os não-Maori de receber a vacinação contra o HPV. É pouco provável que esta política provoque um agravamento das desigualdades tão acentuado como a atual política 1. Na melhor das hipóteses, é provável que esta política crie desigualdades semelhantes na cobertura da imunização para os Maori, como se verifica com outras vacinas financiadas pelo Estado, o que resultaria num aumento das actuais desigualdades no cancro do colo do útero. Qualquer disparidade na vacinação contra o HPV entre maoris e não-maoris provocará uma redução desproporcionada do cancro do colo do útero entre os não-maoris, aumentando assim o fosso.

9. Quem beneficiará mais?

Esta política beneficiará as pessoas que mais recorrem às vacinas financiadas pelo sector público - os não-maoris.

10. Quais poderão ser as consequências indesejadas?

Como já foi referido, é provável que esta política aumente inadvertidamente as desigualdades nas taxas de cancro do colo do útero entre maoris e não maoris, mesmo que as desigualdades de imunização permaneçam as mesmas que para outras vacinas financiadas por fundos públicos.

Poderá haver resistência a outra campanha de imunização em massa, na sequência do debate público em torno do programa MeNZB™ (140), sobretudo se não for acompanhada de qualquer consulta ou participação da comunidade. Tal como a política 1, esta política poderia ser afetada por mitos e desinformação, resultando numa baixa adesão à vacina ou numa queda das taxas de rastreio do colo do útero, devido à falta de educação/consciencialização do público sobre a vacina contra o HPV.

11. O que fará para garantir a redução/eliminação das desigualdades?

Para que esta política não aumente as desigualdades em matéria de cancro do colo do útero, é necessário evitar as desigualdades de vacinação contra o HPV entre maoris e não maoris. Embora elimine a considerável barreira financeira, esta política não aborda as actuais desigualdades, bem documentadas, na cobertura da imunização das vacinas financiadas pelo Estado na Nova Zelândia. Esta política não reduzirá/eliminarão as desigualdades, a menos que seja modificada de modo a incluir esforços adicionais para promover a vacinação dos Maori.

12. Como saberá se as desigualdades foram reduzidas/eliminadas?

Ao incluir a vacina contra o HPV no NIS, a informação sobre as taxas de vacinação pode, teoricamente, ser registada e acedida a partir do NIR. No entanto, seria necessário criar processos de avaliação específicos para garantir que estes dados são extraídos e analisados, a fim de acompanhar o efeito da política sobre as desigualdades em matéria de imunização. Isto permitiria um retorno de informação mais rápido do que esperar que os efeitos fossem observados nas taxas de cancro do colo do útero.

7.5 Opção política 3 - Financiamento universal acompanhado de uma campanha do tipo MeNZB

6. Como abordará o Tratado de Waitangi no contexto da Lei da Saúde Pública da Nova Zelândia e da Deficiência de 2000?

Esta política poderia cumprir os princípios do Tratado se a campanha fosse desenvolvida em parceria com peritos e comunidades Maori, com a participação Maori a todos os níveis, desde o desenvolvimento à implementação. Isto deve incluir o cumprimento das recomendações da avaliação MeNZB™, no sentido de convidar o sector Maori a participar desde o início das fases de planeamento, através de iwi e de indivíduos influentes, para garantir a preparação de uma estratégia Maori de qualidade, bem como o reconhecimento de que podem ser necessários prazos suficientes e um reforço adicional das capacidades para permitir a plena participação dos Maori. Esta política vai ao encontro do princípio da proteção ao reconhecer que é necessário um esforço adicional para além do financiamento universal para que os maoris obtenham, pelo menos, os mesmos benefícios para a saúde da vacina contra o HPV que os não maoris.

7. Onde/como é que vai intervir para resolver esta questão? Utilize o Quadro de Intervenção do Ministério da Saúde para orientar a sua reflexão.

Mais uma vez, a disponibilização da vacina contra o HPV, através de financiamento público, é uma intervenção para melhorar a saúde a nível dos serviços de saúde e de deficiência. Esta política tem em conta as desigualdades a este nível, eliminando a barreira financeira ao acesso e fazendo tentativas para melhorar a aceitabilidade e a disponibilidade do serviço para os Maori. Esta política adopta igualmente uma abordagem de saúde da população, fazendo corresponder a intervenção às áreas de necessidade identificadas e utilizando a educação para a saúde para melhorar a adesão em geral, mas especialmente dirigida aos maoris enquanto grupo com maiores necessidades, inadequadamente servido pelos sistemas anteriores.

8. Como é que esta intervenção pode afetar as desigualdades na saúde?

É provável que esta política produza disparidades de imunização mais estreitas do que a Política 1 ou 2, e do que as observadas com outras vacinas financiadas publicamente. A campanha MeNZB™ alcançou a menor disparidade entre as taxas de imunização Maori e não-Maori de qualquer vacina na Nova Zelândia. Esta política de vacinas contra o HPV pode produzir ainda menos disparidades, porque pode basear-se nas aprendizagens e capacidades do programa MeNZB™ . Se for esse o caso, as desigualdades nas taxas de imunização Maori:não Maori podem ser mais reduzidas para a vacina contra o HPV através desta política. No entanto, como já foi referido, qualquer disparidade na vacinação contra o HPV entre maoris e não-maoris continuará a aumentar as desigualdades em matéria de cancro do colo do útero para os maoris. Esta política pode também produzir desigualdades mais amplas na cobertura da imunização do que o programa MeNZB™ , porque a doença meningocócica gerou uma atenção significativa dos meios de comunicação social, urgência e medo, uma vez que se tratava de uma doença que progredia rapidamente e que matava crianças anteriormente saudáveis, e a mesma motivação pode não acompanhar a vacinação contra o HPV. Se for esse o caso, esta política poderá resultar em maiores desigualdades na cobertura da vacinação do que o programa MeNZB™ , embora com menos disparidades do que com outras vacinas financiadas por fundos públicos, bem como numa maior desigualdade nas taxas de cancro do colo do útero. É pouco provável que esta política aumente as desigualdades em matéria de cancro do colo do útero tanto como as políticas 1 ou 2.

9. Quem beneficiará mais?

É provável que os não-maoris continuem a beneficiar mais desta política, uma vez que o programa MeNZB™ continua a registar taxas de vacinação mais elevadas entre os não-maoris do que entre os maoris. Este facto pode ser influenciado pela natureza exacta do programa que é desenvolvido no âmbito desta política e pela forma como é implementado.

10. Quais poderão ser as consequências indesejadas?

É provável que esta política seja a mais abrangente, pelo que poderá ter consequências indesejadas em termos do custo de oportunidade das intervenções noutras áreas que não são financiadas. Se o programa for inadequadamente financiado ou mal desenvolvido/implementado e as desigualdades entre os maoris persistirem, isso poderá criar uma reação adversa a esforços semelhantes para reduzir as desigualdades entre os maoris. Mesmo que o programa seja adequadamente financiado, alguns dos determinantes sociopolíticos, ambientais e económicos mais amplos das desigualdades em matéria de imunização e cancro do colo do útero podem ser mais difíceis de ultrapassar no âmbito desta política, o que poderá resultar na persistência de algumas desigualdades. Esta política será também a que levará mais tempo a ser desenvolvida, especialmente para que seja elaborada uma estratégia Maori adequada que conduza a uma elevada cobertura vacinal. Isto pode ter a consequência não intencional de atrasar o benefício da vacinação contra o HPV e fazer com que a atual coorte de crianças de 11 anos não esteja protegida.

11. O que fará para garantir a redução/eliminação das desigualdades?

O êxito desta política em evitar desigualdades na vacinação contra o HPV para os Maori dependerá em grande medida da forma como o programa for planeado e implementado. Como já foi referido, a parceria e a participação dos Maori são fundamentais para o efeito. Outros factores-chave incluem a garantia de que o programa é adequadamente financiado e que as lições do programa MeNZB™ são tidas em conta.

12. Como saberá se as desigualdades foram reduzidas/eliminadas?

Tal como acontece com a política 2, ao incluir a vacina contra o HPV no SNI, a informação sobre as taxas de vacinação pode, teoricamente, ser registada e acedida a partir do RNI. No entanto, seria necessário criar processos de avaliação específicos para garantir que estes dados são extraídos e analisados, a fim de acompanhar o efeito da política sobre as desigualdades em matéria de imunização. Isto permitiria um retorno de informação mais rápido do que esperar que os efeitos fossem observados nas taxas de cancro do colo do útero na política 1.

13. Opção 4 - Financiamento direcionado apenas para os Maori

6. Como irá abordar o Tratado de Waitangi no contexto da Lei da Saúde Pública e da Deficiência

da Nova Zelândia de 2000?

Esta política aborda o princípio da proteção, procurando intervir especificamente para que os maoris ultrapassem as barreiras que os impedem de ter, pelo menos, o mesmo nível de saúde que os não-maoris. Para que os princípios do Tratado sejam devidamente tidos em conta, esta política terá de ser planeada e aplicada em parceria com os Maori e envolver a sua participação a todos os níveis.

7. Onde/como é que vai intervir para resolver esta questão? Utilize o Quadro de Intervenção do Ministério da Saúde para orientar a sua reflexão.

Mais uma vez, o financiamento da vacina contra o HPV é uma intervenção destinada a melhorar a saúde a nível dos serviços de saúde e de deficiência. Esta política tem em conta as desigualdades a este nível, reconhecendo a necessidade de uma intervenção especial para ultrapassar as barreiras de acesso dos Maori.

8. Como é que esta intervenção pode afetar as desigualdades na saúde?

A intenção desta política é eliminar a barreira financeira para os Maori, para que recebam a vacina contra o HPV pelo menos tanto quanto os não-Maori. No entanto, as barreiras financeiras não são o único fator que contribui para as desigualdades em matéria de imunização. Esta política seria reforçada por esforços para ultrapassar outros factores que podem contribuir para uma menor adesão dos maoris à vacina contra o HPV, como o conhecimento, a disponibilidade ou a aceitabilidade dos serviços. Noutros países, os programas de imunização direcionados numa fraca cobertura das populações indígenas urbanas (89). Isto sugere que esta política pode ainda resultar em algumas desigualdades entre a cobertura vacinal contra o HPV para os Maori e para os não-Maori (e, consequentemente, aumentar as desigualdades no cancro do colo do útero). Não é claro se esta política resultará numa menor disparidade Maori:não Maori do que a Política 3, que beneficia de uma campanha de sensibilização intensiva. Também é importante notar que, se as provas de outros programas de imunização indígena se aplicarem, então a cobertura global de vacinação tanto para os Maori como para os não-Maori pode ser menor com esta política do que com a Política 3. A diferença entre a cobertura Maori e não-Maori é suscetível de ser menor com esta política do que com a Política 2. Esta política resultará muito provavelmente em menos disparidade do que a Política 1.

9. Quem beneficiará mais?

Os maoris serão os mais diretamente beneficiados por esta política, embora todos os neozelandeses possam potencialmente beneficiar de uma redução das desigualdades em matéria de saúde. Esta ideia baseia-se em provas que sugerem que os cidadãos de nações com um estatuto de saúde mais equitativo gozam de melhor saúde do que os cidadãos de sociedades menos equitativas (28).

10. Quais poderão ser as consequências indesejadas?

Os programas direcionados para os Maori poderão deparar-se com a oposição pública/política dos Pakeha dominantes. Uma vez que a revisão sistemática internacional das políticas de imunização dos indígenas (89) concluiu que os programas de imunização direcionados não funcionam tão bem para a população indígena urbana como para as comunidades indígenas rurais, esta política poderia também criar uma disparidade rural/urbana para os Maori, sendo os Maori rurais mais bem servidos por um programa direcionado.

11. O que fará para garantir a redução/eliminação das desigualdades?

Para que este programa seja eficaz, terão de ser desenvolvidas estratégias para identificar adequadamente e chegar aos maoris urbanos, e deve ser dada atenção à resolução de outros obstáculos coexistentes à imunização, como o acesso, a aceitabilidade e os conhecimentos. Para que a adesão dos maoris à vacinação seja melhor do que a da política 2, seria necessário acrescentar a esta política uma campanha de mobilização e sensibilização da comunidade semelhante à utilizada na política 3, com serviços e acções de sensibilização adequados aos maoris.

12. Como saberá se as desigualdades foram reduzidas/eliminadas?

Tal como a política 1, esta política dificultaria a medição das desigualdades na vacinação contra o HPV, porque embora as taxas de imunização dos Maori pudessem ser introduzidas e analisadas através do NIR, os dados de imunização dos não-Maori não seriam recolhidos por rotina e seria difícil fazer comparações. Tal como na política 1, o efeito sobre as desigualdades só seria visível nas futuras taxas de cancro do colo do útero.

7.7 Aditamento de um programa de recuperação

Um programa de "recuperação", que alargasse o financiamento da vacina contra o HPV a todas as raparigas até aos 26 anos, poderia ser acrescentado a qualquer política financiada por fundos públicos. Como se pode ver no programa MeNZB™ , é mais provável que o sistema educativo reprove os maoris mais cedo do que os não maoris, e há algumas provas que sugerem uma idade mais precoce de início da atividade sexual entre os maoris (141). No caso dos adolescentes com mais de 11 anos, os não-maoris teriam mais probabilidades de serem vacinados através de um programa escolar do que os maoris. No programa MeNZB™ , verificámos uma fraca cobertura vacinal e uma disparidade acentuada entre os Maori com 18-19 anos de idade. No grupo etário de recuperação, os Maori podem ter mais probabilidades de serem sexualmente activos e de já estarem infectados com HPV, recebendo assim um benefício limitado da vacinação. Por estas razões, o benefício adicional do financiamento da vacinação de recuperação para as raparigas entre os 12 e os 26 anos pode ser menor para os Maori do que para os não Maori. O financiamento de um programa universal de recuperação pode servir para alargar, em vez de reduzir, a disparidade entre as taxas de vacinação contra o HPV dos maoris e dos não maoris. O financiamento de um programa de recuperação apenas para os Maori pode ter um pequeno benefício adicional, mas o estudo FUTURE II (142) demonstrou que a vacina contra o HPV é apenas 17% eficaz na prevenção de anomalias cervicais em raparigas com idades compreendidas entre os 16 e os 23 anos, sublinhando que os benefícios máximos são obtidos através da imunização de raparigas pré-sexualmente activas. O pequeno benefício adicional da implementação de um programa de recuperação para as raparigas Maori até aos 23 anos teria de ser contrabalançado com o custo de oportunidade de não investir numa área em que poderiam ser obtidos maiores ganhos para a saúde Maori. Seria mais vantajoso assegurar primeiro uma elevada cobertura vacinal nas raparigas Maori mais jovens antes de considerar a introdução de um programa de recuperação.

7.8 Resumo

Em resumo, as análises HEAT indicam que a atual política de uma vacina contra o HPV de acesso privado é suscetível de causar um aumento das actuais disparidades Maorimon-Maori no cancro do colo do útero, através da prevenção preferencial dos cancros não-Maori. É provável que o financiamento universal, por si só, não faça nada para evitar ou reduzir as actuais desigualdades de cobertura que se verificam com outras vacinas com financiamento público e, como tal, esta política também resultaria num aumento das disparidades Maori:não-Maori no cancro do colo do útero. A adição de uma campanha intensiva de sensibilização ao estilo MeNZB™ nos meios de comunicação social nacionais e locais, com divulgação e acompanhamento, especificamente desenvolvida com os Maori e dirigida aos Maori, é mais suscetível de evitar um aumento das desigualdades, mas não é de modo algum um dado adquirido que esta política irá efetivamente reduzir ou eliminar as desigualdades Maori:não-Maori. Uma política que envolva apenas financiamento direcionado para os Maori pode ser menos benéfica para eles do que um programa universal bem implementado. A inclusão de um programa de recuperação universal parece servir melhor os não maoris do que os maoris, aumentando assim as desigualdades. É improvável que a adição de um programa de recuperação apenas para os maoris tenha um benefício significativo, e o esforço seria mais bem empregue para garantir uma cobertura óptima entre as raparigas mais jovens com maior probabilidade de beneficiar da vacina.

CAPÍTULO 8

Entrevistas com informadores-chave

8.1 Introdução

Recomenda-se que a Ferramenta de Avaliação da Equidade na Saúde seja mais útil quando utilizada por um grupo de pessoas com uma variedade de pontos de vista e conhecimentos na área. Recorreu-se a várias entrevistas a informadores-chave para aumentar a utilidade das análises HEAT e para acrescentar ideias de pessoas com experiência e conhecimentos diretos sobre esta questão. No total, foram entrevistados cinco informadores-chave, incluindo um perito em imunização, um perito em saúde das mulheres Maori, um perito sénior Maori em saúde pública e políticas de saúde, um perito Maori em saúde pública com experiência em imunização e cancro do colo do útero e um gestor de DHB não Maori de nível sénior com experiência na implementação de programas de imunização.

8.2 Política atual

Todos os informadores-chave se opuseram à atual política de disponibilização da vacina contra o HPV apenas a nível privado. Todos acreditavam que o efeito desta política seria causar disparidades na cobertura da vacina contra o HPV, com as famílias Maori de baixos rendimentos a terem menos possibilidades de pagar a vacina para as suas filhas. O perito em imunização observou que o custo não era o único obstáculo à adoção da vacina ao abrigo da atual política, uma vez que as crianças de famílias pouco sensibilizadas para a vacina e com baixos níveis de escolaridade também poderiam não ser vacinadas. Os informadores concordaram que a consequência de uma menor cobertura da vacina contra o HPV para os Maori seria um aumento da atual disparidade nas taxas de cancro do colo do útero para os Maori. Alguns informadores manifestaram surpresa pelo facto de o Governo ter decidido não financiar a vacina contra o HPV no âmbito do Programa Nacional de Vacinação revisto de 2008, pois consideravam que a relação custo-benefício da vacina era claramente favorável:

> "Parece-me terrivelmente triste que haja algo que é terrivelmente preventivo, especialmente tendo em conta os problemas conhecidos com a via de rastreio, e ... não estamos a optar por fazer algo".

8.3 Opções em caso de financiamento público

Foi consensual entre os informadores que a vacina contra o HPV deveria ser financiada pelo sector público, tendo sido sugeridas as seguintes opções:

Financiamento universal para todos os rapazes e raparigas de 11 anos de idade - foi referido pelo perito em saúde pública Maori como a situação ideal se o financiamento limitado não fosse um problema. O especialista em imunização e em saúde das mulheres Maori concordou que não havia provas suficientes para justificar a vacinação dos rapazes nesta fase.

Financiamento universal para todas as raparigas de 11 anos - esta foi sugerida como a idade mais lógica para acrescentar a vacina contra o HPV, uma vez que já existem vacinas programadas para esta idade na Nova Zelândia. O perito em imunização sublinhou a importância de administrar a vacina a raparigas pré-sexualmente activas e o facto de se observar uma melhor resposta imunitária nas raparigas mais jovens. As sugestões relativas à definição da vacinação e às estratégias para otimizar a cobertura para os Maori no âmbito do financiamento universal serão discutidas em mais pormenor adiante. O principal especialista em saúde Maori sublinhou que, à luz das actuais desigualdades em matéria de imunização, esta política continuaria a aumentar as desigualdades:

> "Podem dizer-nos que isto irá reduzir as desigualdades no caminho para a equidade, mas utilizando esta abordagem nunca atingimos a equidade, nem mesmo com o MeNZB™"

Financiamento apenas para raparigas de "alto risco" (por exemplo, com baixos rendimentos, Maori/Pacífico) - O perito em saúde pública Maori e o perito do DHB sugeriram que esta opção poderia ser adoptada se não houvesse fundos disponíveis para o financiamento universal. O perito sénior em saúde Maori considerou que esta opção poderia ser politicamente mais aceitável do que uma política puramente orientada para a etnia e que, mesmo assim, resolveria melhor as desigualdades para os Maori do que as opções de financiamento privado ou universal. Este perito sugeriu que a vacina contra o HPV poderia ser inicialmente financiada, por exemplo, para os filhos de todos os pais que tivessem uma ligação com o Work & Income New Zealand (WINZ).

Financiamento apenas para as raparigas Maori - Os informadores tinham opiniões divergentes sobre a opção de financiamento específico apenas para as raparigas Maori, o que será aprofundado mais adiante. O perito sénior em política de saúde maori considerou que qualquer outra opção que não esta iria aumentar as desigualdades, mas que estaria associada a uma reação política negativa significativa, que será analisada mais adiante.

Recuperação - O perito em imunização tinha dúvidas quanto ao benefício adicional de financiar um programa de recuperação como o da Austrália, que imuniza as raparigas até aos 26 anos de idade, tendo em conta as provas do estudo FUTURE II (142), que sugere que a vacina contra o HPV é apenas 17% eficaz na prevenção de lesões cervicais de alto grau quando utilizada em mulheres de 15-26 anos de idade.

8.4 Disparidades actuais na imunização dos Maori

Foram discutidas as desigualdades actuais para os Maori em relação às vacinas atualmente financiadas, bem como a forma de as ultrapassar. O perito em imunização observou que "nem sequer estamos a administrar bem as vacinas que já temos" e comentou que a Nova Zelândia parece desenvolver uma política de vacinação razoável, mas não dá atenção suficiente à implementação. Este informador considerou que a implementação deve ser especificada na política desde o mais alto nível. A falta de financiamento também foi apontada como um fator-chave para a fraca cobertura vacinal da Nova Zelândia: "A Austrália resolveu o seu problema de cobertura com financiamento". O perito em imunização sugeriu que uma maior atenção à avaliação dos programas de imunização e ao financiamento de estratégias de comunicação adequadas seria útil para abordar as desigualdades em matéria de imunização e melhorar a cobertura em geral. As desigualdades de imunização dos Maori foram consideradas como estando fortemente relacionadas com problemas de prestação de serviços. O perito em imunização observou que, para que um programa seja bem sucedido, os pais precisam de ter confiança no programa e o programa precisa de ter um bom acompanhamento das crianças. Citando provas do programa MeNZB™ , segundo as quais os maoris tinham mais probabilidades de consentir mas menos probabilidades de receber a vacinação, o perito em saúde pública maori concordou que os mecanismos de prestação de serviços tinham de ser mais flexíveis para chegar aos maoris que consentiam mas não recebiam a vacinação.

O perito em saúde pública maori também salientou que não compreendemos claramente em que medida as disparidades de imunização dos maoris estão relacionadas com o acesso diferenciado (a todo um espetro de serviços, desde os programas de educação até à administração de vacinas) e em que medida se devem a um sentimento anti-imunização no seio da comunidade maori. Os três informadores Maori mencionaram a existência de um lobby Maori anti-imunização, que constituía um obstáculo ao aumento da cobertura da vacinação Maori. O perito em saúde pública maori considerou que grande parte deste sentimento anti-imunização resultava da falta de informação sobre a imunização entre os maoris.

A especialista em saúde das mulheres Maori considerou que "só porque podemos não estar a fazê-lo eficazmente, não significa que não o devamos fazer". Vários peritos sugeriram que a vacina contra o HPV poderia constituir uma oportunidade para concentrar a atenção na melhoria da cobertura de todas as vacinas dos 11 anos de idade. A especialista em saúde das mulheres Maori sugeriu que, se a atual cobertura da vacinação aos 11 anos de idade fosse fraca, a vacina contra o

HPV poderia ser acrescentada "como um incentivo para os pais aderirem a todas as vacinas". O perito em saúde pública Maori também considerou importante concentrar a atenção na questão mais alargada das desigualdades de cobertura da vacinação Maori, em vez de destacar uma vacina. Por esta razão, e também para limitar a oportunidade de objecções/debate por parte dos meios de comunicação social e do público em torno da vacina contra o HPV, este informador sugeriu que seria prudente financiar a vacina contra o HPV com o mínimo de alarido e concentrar-se em aumentar a sensibilização e a adesão a todas as vacinas dos 11 anos de idade como um grupo.

8.5 Contexto da vacinação

8.5.1 Escola

Tanto o especialista em imunização como o especialista em implementação do DHB acreditavam que um programa baseado na escola poderia potencialmente alcançar a equidade para os Maori com esforço suficiente. Observaram no MeNZB™ que os maoris consentiam à mesma taxa que os não maoris, mas que era menos provável que recebessem efetivamente as vacinas. Consideraram que este facto poderia ser ultrapassado com um esforço adicional suficiente para acompanhar estas crianças, sob a forma de rastreio e sensibilização. O perito em saúde pública Maori também concordou que, com base na experiência do MeNZB™, a distribuição nas escolas parecia funcionar melhor para os Maori do que os cuidados primários. O especialista do DHB observou a ajuda fornecida aqui por bons sistemas de banco de dados, como o SBVS, que permitiram a geração de uma "lista de acertos" de listas de alunos / turmas para que os PHNs soubessem exatamente quais crianças precisavam ser contatadas para a vacinação e quem ainda não havia devolvido um formulário de consentimento ou recebido uma vacinação. Vários informadores também mencionaram o NIR como um mecanismo adicional útil para acompanhar o estado de vacinação das crianças, e consideraram que ajudaria particularmente a melhorar o acompanhamento dos alunos Maori. O perito do DHB lamentou que o atual grupo de crianças de 11 anos não tivesse as suas vacinas registadas no NIR. Tanto o especialista em imunização como o especialista em DHB mencionaram que os programas de vacinação nas escolas eram limitados na Ilha do Sul e que este facto teria de ser tido em conta em qualquer política de vacinação contra o HPV.

Em termos de como os programas escolares poderiam ser melhorados para reduzir ainda mais as desigualdades de imunização para os Maori, o perito em imunização considerou que poderia ser feito um esforço acrescido numa estratégia de comunicação bem estruturada e em recursos para apoiar os profissionais de saúde nas escolas. O especialista do DHB disse que não era apenas importante ter uma força de trabalho de PHN, mas:

> "trabalhadores de apoio comunitário culturalmente adequados, que possam estabelecer contactos com as famílias e as comunidades escolares e prepará-las para a vacina; que possam visitar e explicar aos pais que possam estar hesitantes do que se trata, para facilitar o acesso à escola e a aceitação da vacina"

O perito do DHB considerou que as disparidades entre maoris e não maoris observadas com o MeNZB™ teriam continuado a diminuir com o tempo, pois consideraram que o período de tempo dado para o MeNZB™ era demasiado curto para alcançar os melhores resultados. Este perito também comentou que o número de alunos que teriam de ser vacinados contra o HPV todos os anos nas escolas seria muito menor e mais fácil de gerir do que o número de alunos vacinados na campanha MeNZB™. O perito do DHB relatou alguma frustração com a atual política de vacinação de crianças em idade escolar, em que atualmente as crianças podem ser vacinadas quer nos cuidados primários quer na escola. Esta falta de orientação clara sobre quem é responsável cria alguma confusão e torna mais difícil a implementação e o acompanhamento da vacinação das crianças. O perito do DHB considera que esta política tem de ser clarificada e que a implementação poderia ser simplificada se fosse decidido que a vacinação das crianças de 11 anos seria efectuada exclusivamente em programas escolares. Não se considerou que esta política aumentasse as desigualdades para os Maori: "As raparigas de 11 anos, de qualquer etnia, têm mais probabilidades de frequentar a escola" e talvez servisse melhor os Maori ao permitir um acompanhamento e seguimento mais precisos. Não foram apresentadas provas em apoio deste sentimento.

8.5.2 Cuidados primários

O perito em imunização observou que o programa MeNZB™ mostrou que a lacuna de equidade de imunização para os Maori também poderia ser reduzida nos cuidados primários, com um esforço suficiente, mas levantou a preocupação de que as crianças de 11 anos não acedem frequentemente aos cuidados primários e que pode ser difícil encorajar este grupo etário a comparecer três vezes para a vacina contra o HPV. O perito em saúde das mulheres Maori interrogou-se se uma combinação de prestação de serviços nas escolas e de cuidados primários poderia oferecer mais opções e talvez servir melhor os Maori. O especialista em saúde pública maori considerou que a vacinação dos maoris através dos cuidados primários poderia ser melhorada através de uma maior utilização de incentivos para que os prestadores de serviços cumprissem os objectivos, por exemplo, 90% de cobertura de vacinação para os maoris, mas que, em primeiro lugar, seria necessário ter cuidado para garantir que os maoris fossem adequadamente incluídos na população registada dos prestadores de serviços e que estes não adoptassem comportamentos como excluir ou "descartar" determinados grupos ou idades dos seus registos.

8.6 Estratégia direcionada versus estratégia universal

Os informadores expressaram opiniões divergentes sobre o lugar de uma estratégia de vacinação contra o HPV direcionada. O perito em imunização considerou que um projeto-piloto regional poderia ser útil como ensaio, mas que qualquer seleção de alvos levantava questões morais significativas e era tecnicamente difícil. Em particular, a combinação da pobreza e da etnia como factores de risco para a subimunização torna problemática a seleção de alvos com base apenas na etnia . A substancial reação pública e política a exemplos anteriores de programas etnicamente direcionados na Nova Zelândia, como a vacinação contra a hepatite B, foi mencionada por vários informadores. O principal perito em políticas de saúde Maori argumentou que "idealmente, deveria ser possível sustentar um argumento baseado na etnicidade, porque é aí que se encontram as necessidades e os direitos" e referiu que a Comissão de Direitos Humanos, em relação à recente revisão do financiamento de programas baseados na etnicidade na Nova Zelândia, declarou que a seleção de alvos com base na etnicidade era aceitável sob certas condições (tais como o facto de se basear nas necessidades, de existir apenas enquanto houvesse necessidade e de ser direcionada de forma a resolver o problema), que a vacina contra o HPV parece satisfazer. O perito em saúde das mulheres Maori considerou que um programa universal seria preferível a um programa direcionado.

8.7 Estratégias para incentivar a adesão dos Maori

8.7.1 Educação e sensibilização

Todos os informadores concordaram que a educação e a sensibilização seriam importantes para incentivar a adoção da vacina contra o HPV. O perito em imunização referiu que, atualmente, não temos conhecimentos sobre as atitudes e crenças dos Maori ou de outros neozelandeses em relação à vacina contra o HPV e que seria necessário, em primeiro lugar, "investigar as atitudes da comunidade para descobrir onde se encontram as lacunas no conhecimento, antes de direcionar os programas de sensibilização para essas lacunas". O perito em saúde das mulheres Maori concordou que não sabíamos se os Maori teriam atitudes diferentes das de outros grupos relativamente à vacina contra o HPV. Este perito considerou que o objetivo deveria ser dar às pessoas a informação correta e depois deixar que sejam elas a tomar uma decisão, e avisou que as pessoas poderiam ser inadvertidamente desencorajadas por uma comercialização demasiado ativa da vacina, como se viu nos EUA. O especialista em saúde das mulheres Maori também sublinhou a importância da comunicação cara a cara quando se pensa em educar os Maori sobre a vacina contra o HPV. O perito do DHB considerou que a principal barreira à adoção da vacina contra o HPV seria a falta de conhecimentos na comunidade sobre a vacina e a importância de a administrar precocemente.

8.7.2 Diferenças entre a vacina contra o HPV e outras vacinas

Houve um consenso geral de que existem diferenças significativas entre a doença meningocócica B e o HPV, o que poderia dificultar a obtenção da mesma cobertura com a vacina contra o HPV que foi alcançada com a MeNZB™. O HPV não tem a urgência e o imediatismo da doença meningocócica e vários especialistas mencionaram que muitas famílias Maori tinham conhecimento pessoal de alguém afetado pela doença meningocócica, e havia admissões hospitalares semanalmente, enquanto o HPV/cancro do colo do útero pode ser menos conhecido e falado nas famílias e comunidades. Alguns informadores também notaram que, como a infeção por HPV estava ligada à atividade sexual, tinha o potencial de invocar objecções morais ou religiosas. O perito de saúde maori sénior comentou que as outras vacinas programadas para os 11 anos de idade, contra a poliomielite e o tétano, eram também doenças pouco frequentes na comunidade.

Em termos de educação relativamente à vacina contra o HPV, tanto o perito em imunização como o perito em DHB consideraram que era importante educar os próprios jovens de 11 anos como principais intervenientes no processo. Sugeriram que isto poderia ser feito através das escolas, talvez em ligação com a educação sexual ou de saúde existente. O perito em imunização especulou que poderia haver alguma resistência a educar crianças de idade escolar intermédia sobre uma doença sexualmente transmissível, mas pensou que isso poderia ser ultrapassado salientando que o HPV é "um inseto omnipresente" e que damos a vacina contra o HPV para prevenir o cancro. Tanto o perito em imunização como o perito do DHB concordaram que esta educação nas escolas teria de ser associada a um programa de educação comunitária mais alargado: "para garantir que a população sabe para que serve a vacina e porque é que está a ser oferecida a este grupo". O perito do DHB seria a favor de uma campanha nacional, associada a acções de sensibilização específicas a nível regional, à semelhança do que aconteceu com a campanha MeNZB™. Este informador também sublinhou que "seria necessário um período para preparar a população e as escolas para esta vacina".

A especialista em saúde das mulheres Maori considerou que os Maori precisavam de se apropriar da vacina contra o HPV:

> "É a primeira vez que os maoris têm a oportunidade de chegar primeiro e dizer que isto é para nós... Precisamos de fomentar a apropriação e a convicção de que isto é algo que é bom para nós, caso contrário, tornar-se-á cada vez mais distante e acabará por se tornar uma vacina Pakeha. Precisamos de algumas figuras-chave Maori com mana para chegar lá e dizer 'esta é a nossa vacina, precisamos desta vacina e dá-la a nós' "

A especialista em saúde das mulheres Maori considerou que a consulta aos iwi e aos anciãos seria um passo importante neste processo de apropriação, e que deveria estar a acontecer agora. Os outros dois especialistas em saúde maori mencionaram algumas dificuldades associadas à ênfase na "necessidade" da vacina contra o HPV para os maoris - particularmente em relação às insinuações negativas de que as mulheres maoris tinham "tanto cancro" ou eram sexualmente promíscuas. O especialista sénior em saúde Maori e a especialista em saúde das mulheres Maori concordaram que era preferível adotar uma abordagem baseada nos direitos: "Se alguém deve possuir ou controlar esta vacina, são os Maori. Ela é nossa por direito". A especialista em saúde das mulheres Maori também referiu que a apropriação antecipada seria uma questão importante e recorrente para os Maori com outras novas tecnologias médicas no futuro, uma vez que era difícil encontrar uma questão de saúde que não fosse uma questão de disparidade para os Maori. O informador aludiu a melhores mecanismos nos EUA, onde os representantes indígenas são consultados numa fase inicial do processo relativo a medidas de saúde pública.

Todos os três especialistas em saúde Maori referiram o facto de não sabermos se a prevalência dos subtipos de HPV nos Maori segue a mesma distribuição em comparação com os não Maori, ou em comparação com a distribuição dos subtipos em que se baseou o desenvolvimento da vacina contra o HPV. Isto deixa uma importante questão sem resposta sobre se a vacina contra o HPV é potencialmente tão eficaz para os Maori. Os informadores consideraram provável que os maoris fizessem esta pergunta e que seria necessário obter uma resposta para tranquilizar os maoris relativamente à vacina.

8.8 Outras questões

8.8.1 Impacto na atenção prestada ao cancro do colo do útero como tema da agenda

Uma questão importante levantada pelo principal perito em saúde Maori foi a possibilidade de a vacina contra o HPV ter impacto no facto de o cancro do colo do útero permanecer "na ordem do dia" na Nova Zelândia. Este perito manifestou a preocupação de que, se o cancro do colo do útero fosse prevenido para os Pakeha através do acesso à vacina contra o HPV, a prevalência do cancro do colo do útero na população total diminuiria e este deixaria de estar na agenda do controlo do cancro na Nova Zelândia, apesar de continuar a ser um problema importante para as mulheres Maori:

> "Estamos numa posição muito perigosa com a estratégia de controlo do cancro e o cancro do colo do útero corre o sério risco de sair da agenda, e só temos um momento. Seria bom se o cancro do colo do útero saísse da ordem do dia porque as mulheres Maori estavam a ter menos cancro, mas está a sair do radar porque eles reduziram o ecrã do radar."

Em conjunto com esta situação, o perito manifestou a preocupação de que a importância relativa da melhoria da via de rastreio do colo do útero, apesar da "vulnerabilidade das mulheres Maori a pagarem o preço de cada vez que erramos", também saia da agenda. O perito comparou esta situação com o exemplo da Síndrome da Morte Súbita Infantil (SMSL), em que a modificação dos factores de risco levou a uma maior redução das mortes por SMSL entre os não Maori, e a SMSL saiu da agenda apesar de continuar a ser um problema grave para os Maori. O perito argumentou que este facto realça as desigualdades associadas à adoção de uma perspetiva da população total em vez de uma perspetiva das desigualdades:

> "Uma visão da população total funcionará sempre melhor para os Pakeha, uma vez que a população total é um melhor indicador da população Pakeha, e é um mau indicador da população Maori. Qualquer política concebida com base na demografia da população total é uma política racista e geradora de desigualdades".

As desigualdades foram associadas de forma semelhante à utilização da população total para calcular as análises de custo-benefício de intervenções como a vacina contra o HPV:

> "Uma análise custo-benefício total da vacina contra o HPV é, na verdade, uma análise racista, porque o maior benefício potencial para os Maori é diluído entre os Pakeha, tanto os que têm necessidades como os que não têm necessidades. A população Maori está a suportar a maior parte dos custos, mas estes estão a ser divididos pelo denominador errado [população total]"

O informador observou que a redução das desigualdades é um objetivo político de alto nível na Nova Zelândia e que o apoio a este objetivo está previsto na Lei da Saúde e da Deficiência da Nova Zelândia (2000)(41), com a influência adicional do Tratado de Waitangi, da Carta de Direitos da Nova Zelândia e das declarações das Nações Unidas sobre os direitos humanos e os direitos dos povos indígenas. Além disso, o informador observou que uma das definições de racismo institucional é a "inação perante a necessidade". A disponibilidade da vacina contra o HPV significa que temos a oportunidade de intervir para reduzir as desigualdades em matéria de cancro do colo do útero para os Maori, pelo que qualquer decisão de não o fazer seria um exemplo de inação face à necessidade. O informador argumentou que essa inação poderia violar a Lei da Saúde e da Deficiência (2000) ao prevenir preferencialmente os cancros Pakeha. O informador também salientou o papel do privilégio Pakeha como corolário das desigualdades Maori, e que é necessário um maior reconhecimento de que as desigualdades são o resultado de escolhas exercidas por aqueles que têm privilégios: "As desigualdades resultam de políticas que, de forma diferenciada e selectiva, melhoram a saúde de um povo em detrimento da saúde de outros povos".

8.8.2 Mecanismos de sensibilização para a vacina contra o HPV

O perito em saúde pública Maori questionou se o facto de se ter chamado tanta atenção para o fardo mais elevado do cancro do colo do útero para os Maori não teria feito com que o cancro do colo do útero fosse visto como um problema de saúde Maori, o que inadvertidamente limitou a capacidade de estabelecer ligações com outros grupos de defesa da saúde das mulheres nesta questão da vacina contra o HPV. Tanto o perito em saúde das mulheres Maori como o perito sénior em política de saúde Maori mencionaram o Partido Maori como uma potencial via importante para obter apoio e defender o financiamento da vacina contra o HPV.

8.9 Resumo

Foi consensual entre os informadores-chave que a atual política de uma vacina contra o HPV financiada pelo sector privado resultaria numa menor cobertura da vacina para os Maori e num aumento das desigualdades entre Maori e não Maori no que respeita ao cancro do colo do útero. O financiamento público da vacina contra o HPV foi universalmente recomendado, e o financiamento universal foi a opção preferida pela maioria dos informadores. O financiamento direcionado apenas para os Maori foi considerado problemático, principalmente devido a problemas de aceitabilidade pública e política. Foi referido o potencial do financiamento universal para perpetuar ou alargar as desigualdades para os Maori, tendo sido recomendada uma série de estratégias para garantir que qualquer política de financiamento universal aborda efetivamente as desigualdades dos Maori. Muitos dos informadores mencionaram aspectos bem sucedidos do programa MeNZB™ , tais como a prestação baseada na escola, o bom acompanhamento e seguimento dos dados dos alunos e a educação/sensibilização da comunidade. Foram sugeridas melhorias no programa MeNZB™ , principalmente em relação à prestação de serviços, mas também foi referido que existiam diferenças importantes entre o HPV e a doença meningocócica. Foram mencionadas lacunas no conhecimento sobre a vacina contra o HPV para os Maori, e considerou-se que uma estratégia bem sucedida de vacinação contra o HPV teria de ser associada a uma investigação de base sobre atitudes e dispor de recursos adequados. A vacina contra o HPV foi considerada uma questão importante para os Maori, com potenciais implicações sérias para as desigualdades em matéria de cancro do colo do útero e para a futura atenção ao cancro do colo do útero como uma questão prioritária.

CAPÍTULO 9

Discussão

9.1 Introdução

Este capítulo começará com discussões separadas sobre a revisão da literatura, a análise quantitativa, as análises HEAT e as entrevistas com informadores-chave. As limitações e a generalização dos resultados de cada fonte serão incluídas nestas discussões. Seguir-se-á uma discussão geral, delineando as implicações destes resultados para a política da vacina contra o HPV na Nova Zelândia.

9.2 Revisão da literatura

A principal limitação da revisão da literatura foi a ausência de investigação relevante publicada sobre a redução das disparidades étnicas na cobertura da vacinação, particularmente para os Maori e no grupo etário dos adolescentes. Idealmente, as provas relacionadas especificamente com os maoris teriam sido mais relevantes, mas, como era de esperar, havia uma escassez de investigação deste tipo disponível. As provas relativas a outros grupos indígenas, a outros grupos étnicos minoritários e a outras estratégias de imunização de adolescentes podem ser úteis para informar a questão, mas é necessário ter cuidado ao considerar a generalização destes resultados para os Maori e para a situação da Nova Zelândia.

Relativamente às provas da Nova Zelândia, um fator de preocupação é que, do pequeno número de estudos que envolveram maoris, nenhum investigou soluções ou intervenções para as disparidades de imunização e, à exceção do relatório MeNZB™, nenhum avaliou a eficácia dos programas de imunização para os maoris. O âmbito da investigação limitou-se às causas das disparidades de imunização, e a maioria dos estudos centrou-se fortemente nas diferenças de atitude entre os Maori e outras etnias como uma causa hipotética para estas disparidades. A questão das atitudes e dos conhecimentos dos maoris relativamente à vacinação precisa de ser melhor compreendida, para que se possa ter uma ideia mais clara das desigualdades em matéria de vacinação e para informar melhor as abordagens destinadas a melhorar a vacinação dos maoris. No entanto, as provas disponíveis não parecem indicar que as diferentes atitudes constituem um fator causal importante nas desigualdades de imunização para os Maori. O enfoque nas atitudes dos Maori, excluindo outras causas sociais, económicas, políticas e ambientais, parece revelar uma tendência injustificada para considerar explicações de culpabilização da vítima para as desigualdades, em vez de uma investigação exaustiva de todas as causas possíveis.

Outro fator de preocupação foi a dimensão relativamente pequena das amostras de maoris em comparação com as de não maoris, o que limita o poder analítico para os maoris nestes estudos. Além disso, dois dos estudos neozelandeses (62, 80) comunicaram uma taxa de resposta inferior dos grupos socioeconómicos baixos, o que mais uma vez limita a generalização dos resultados à população maori no seu conjunto. Alguns destes estudos foram também limitados pela variabilidade da recolha de dados sobre etnicidade na Nova Zelândia. Um estudo (8) não forneceu qualquer discriminação da dimensão da amostra de cada grupo étnico, pelo que tirar conclusões da sua análise para os Maori é ainda mais problemático. O único estudo com uma composição igual de maoris e não-maoris foi o pequeno estudo de grupo de discussão efectuado por Pertousis-Harris et al (79), e este estudo foi bem conduzido mas demasiado pequeno para tirar conclusões generalizáveis. As limitações destes estudos neozelandeses significam que é improvável que os resultados sejam representativos da população Maori, e os resultados devem ser tratados com cautela. Não é claro se as fragilidades metodológicas das provas neozelandesas servem para sub-representar ou sobre-representar as disparidades de imunização.

A escassez de investigação sobre as desigualdades em matéria de vacinação na Nova Zelândia significa que os três relatórios neozelandeses que fazem recomendações baseadas em provas para melhorar a cobertura da vacinação entre os grupos difíceis de alcançar baseiam as suas conclusões em provas estrangeiras, sendo que poucas delas se centram nas disparidades étnicas ou indígenas. Estas provas relativas a intervenções para melhorar a cobertura da vacinação podem não ser diretamente aplicáveis aos Maori, e devem ser aplicadas com cautela. É interessante notar que as recomendações feitas foram pouco seguidas pelo Governo. A recomendação para garantir que todas as crianças estão inscritas nos cuidados primários foi ignorada, tal como os apelos para mecanismos abrangentes de recolha de todas as crianças e incentivos baseados no desempenho para os prestadores. Há poucas provas disponíveis de qualquer campanha de promoção destinada a aumentar a sensibilização entre os grupos difíceis de alcançar e, se foram feitos esforços para aumentar a adequação cultural dos serviços, não há provas disponíveis de que o seu impacto tenha sido avaliado. Duas das outras recomendações, a verificação do estado de imunização à entrada da escola e a recolha nacional de dados sobre imunização (sob a forma do RNI), foram implementadas, mas não de uma forma que atualmente contribua para melhorar a cobertura entre o grupo etário de 11 anos em questão. Esta situação poderia ser melhorada acrescentando outro controlo do estado de imunização à entrada no ensino secundário e acrescentando as vacinas dos 11 anos ao RNI agora, em vez de esperar até 2016, quando a primeira coorte de crianças inscritas no RNI atingir os 11 anos de idade.

A avaliação do MeNZB™ oferece a única avaliação de um programa concebido para abordar as disparidades de imunização para os Maori. A natureza multifatorial da campanha MeNZB™ torna impossível determinar a contribuição relativa de cada componente individual para a obtenção de uma elevada cobertura vacinal para os Maori. Tudo o que podemos concluir é que, no contexto de uma doença bem conhecida e assustadora, a combinação de um programa intensivo e bem financiado com uma campanha mediática nacional especificamente dirigida aos Maori e ao Pacífico, a sensibilização da comunidade local, a realização nas escolas com uma base de dados que rastreia o estado de consentimento/vacinação de cada aluno e uma divulgação culturalmente adequada, alcançou a maior cobertura de imunização dos Maori de 11 anos de idade, com a menor disparidade que a Nova Zelândia já viu. Embora encorajador, é importante recordar que, apesar de todos estes esforços, o programa MeNZB™ não conseguiu atingir o seu objetivo de cobertura de imunização dos maoris, e os maoris receberam uma cobertura de vacinação inferior à dos não-maoris, apesar de serem, juntamente com os maoris do Pacífico, os principais alvos do programa. Isto indica que precisamos de avaliar as lições do MeNZB™ ainda com mais cuidado, para compreender melhor o que poderia ter sido feito melhor para os Maori, para que possamos evitar repetir os mesmos erros. Em particular, é provável que parte da alta cobertura alcançada no MeNZB™ tenha sido ajudada pelo alto nível de conhecimento e medo da comunidade em torno da doença meningocócica - uma situação que seria difícil de recriar com a mesma intensidade para muitas das outras doenças evitáveis por vacinação. Como tal, é pouco provável que os resultados do MeNZB™ se reproduzam tão facilmente com outras doenças, incluindo o HPV, em que a ligação com o cancro do colo do útero não é familiar e se desenvolve frequentemente décadas após a infeção inicial pelo HPV.

No âmbito do programa MeNZB™ , a administração escolar alcançou uma cobertura Maori mais elevada do que os cuidados primários, embora a comparação direta seja limitada pelo facto de cada contexto ser responsável pela imunização de diferentes grupos etários. É importante referir que o programa MeNZB™ salientou o declínio mais acentuado da cobertura por dose para os Maori, em todos os grupos etários, o que suscita uma oportunidade de investigação e intervenção adicionais, para permitir que estes Maori *consentidos* completem o seu esquema de vacinação. É certo que os factores ambientais e de prestação de serviços têm de ser analisados para compreender e abordar esta disparidade, e não apenas as atitudes dos Maori em relação à vacinação. O relatório MeNZB™, por exemplo, sugere que as clínicas de recuperação seriam úteis para atender aos 10% de alunos que faltam à escola num determinado dia. Outra mensagem importante da avaliação do MeNZB™ foi que o envolvimento dos Maori não aconteceu suficientemente cedo para lhes dar tempo suficiente para mobilizarem apoio e criarem capacidades. O facto de não compreenderem e não terem em conta os prazos mais longos exigidos pelos maoris, tanto para procederem a consultas adequadas como para ultrapassarem uma posição de desvantagem em termos de capacidade, significou que os maoris ficaram em desvantagem neste programa desde o início. Embora se tenha notado que os maoris eram "lentos" a tomar as vacinas MeNZB™, este facto não parece estar relacionado com o reconhecimento de que os maoris tiveram um início tardio.

Grande parte da literatura internacional sobre estratégias de imunização centra-se na melhoria da cobertura em geral. Apesar de uma série de revisões sistemáticas que avaliam a eficácia de diferentes intervenções para aumentar a cobertura da vacinação em geral, não havia nenhuma que se centrasse na redução das disparidades étnicas de vacinação. Em particular, havia muito poucas provas relacionadas com as disparidades de imunização dos adolescentes ou com estratégias para melhorar a adesão. Como já foi referido, as provas provenientes do estrangeiro podem não se aplicar necessariamente aos Maori. Embora os outros grupos indígenas e de minorias étnicas partilhem uma história comum de marginalização e de desvantagem socioeconómica, existem também diferenças históricas e culturais, bem como um sistema de saúde marcadamente diferente na Nova Zelândia, o que pode limitar a aplicabilidade destas provas a um contexto neozelandês.

Talvez a evidência internacional mais forte e mais aplicável venha da revisão sistemática da política de vacinação para as populações indígenas (89), que aconselha que os programas nacionais de imunização financiados universalmente são a melhor forma de alcançar uma cobertura óptima com baixa disparidade para as populações indígenas. O facto de esta análise referir o sucesso limitado dos programas específicos na obtenção de uma elevada cobertura vacinal para as populações indígenas, especialmente para as populações indígenas urbanas, tem particular relevância para a Nova Zelândia, uma vez que 83% dos Maori vivem em zonas urbanas (143). Grande parte do sucesso dos programas direcionados nos EUA relacionou-se com comunidades indígenas geograficamente bem definidas e, embora isto possa ser aplicável a algumas comunidades Maori rurais, provavelmente não se relaciona com a realidade das comunidades Maori mais dispersas nas zonas urbanas. Também é importante notar que a eliminação das disparidades indígenas na imunização infantil nos EUA ocorreu no contexto de uma cobertura global muito mais elevada do que a que se verifica atualmente na Nova Zelândia, reforçando a ideia de que a equidade tem mais probabilidades de ser alcançada num sistema que tem um desempenho elevado para todos em geral.

Um elemento comum a todas as estratégias de imunização que foram bem sucedidas na melhoria da cobertura e na redução das disparidades para as minorias indígenas ou étnicas foi uma abordagem multifatorial. Embora, tal como o programa MeNZB™ , isto torne difícil determinar o mérito relativo de cada componente, o consenso na literatura é que uma abordagem multifacetada tem mais probabilidades de obter resultados do que uma atenção intensificada a uma única ou a uma gama mais pequena de intervenções. Uma abordagem multifatorial para lidar com as desigualdades faz sentido, dado que é pouco provável que estas disparidades resultem de um único fator, mas de uma interação de factores a vários níveis. O conceito de Rust (107) de barreiras que ocorrem ao nível do paciente, do prestador de serviços e dos sistemas, poderia ser desenvolvido no contexto da Nova Zelândia para concetualizar as desigualdades de imunização dos Maori como resultantes de factores individuais, whanau, comunitários, dos prestadores de serviços, dos sistemas e da sociedade, incluindo a influência do privilégio Pakeha na contribuição para as disparidades de imunização dos Maori. Os programas bem sucedidos da Austrália e dos EUA partilharam estratégias comuns de eliminação dos obstáculos em termos de custos, educação culturalmente orientada, bom acompanhamento e seguimento das crianças e contextos de vacinação flexíveis, por exemplo em casa. Algumas destas estratégias foram testadas com o programa MeNZB™ e podem aplicar-se igualmente bem num contexto neozelandês. Há margem para incorporar ainda mais destas estratégias na nossa abordagem, por exemplo, se os trabalhadores de proximidade da campanha MeNZB™ tivessem recebido formação para administrar efetivamente imunizações, as vacinas poderiam ter sido administradas no momento da visita ao domicílio.

Uma vez que a maior parte das provas internacionais se refere a crianças e adultos, continuam a existir questões significativas sem resposta relativamente à aplicabilidade destas provas ao grupo etário dos adolescentes. Devido à menor frequência de cuidados primários neste grupo etário, é provável que a administração baseada na escola seja uma opção mais bem sucedida, especialmente para uma vacina de três doses como a vacina contra o HPV. As evidências da campanha MeNZB™ sugerem que a imunização no final da infância ou no início da adolescência atingiria taxas mais equitativas para os Maori do que a imunização de adolescentes mais velhos, uma vez que a cobertura dos Maori diminui mais acentuadamente do que a dos não-Maori, a partir dos 12 anos de idade. A inclusão de programas educativos dirigidos às próprias crianças nas escolas relativamente à vacinação melhorou a taxa de retorno do formulário de consentimento no Reino Unido, e talvez valha a pena experimentar esta medida na Nova Zelândia, especialmente tendo em conta a menor taxa de retorno do formulário de consentimento para os Maori registada na análise das vacinações dos 11 anos de idade no CMDHB.

A ausência de recolha de dados de cobertura adequados sobre a vacinação dos adolescentes, tanto na Nova Zelândia como a nível internacional, agrava a dificuldade de tomar decisões informadas sobre as políticas de vacinação dos adolescentes. O facto de a atual estratégia de imunização da Nova Zelândia (39) nem sequer especificar um objetivo para a cobertura da imunização dos 11 anos de idade indica que a imunização dos adolescentes não é atualmente uma área prioritária. O aparecimento de novas vacinas para este grupo etário, como a vacina contra o HPV, exige que a cobertura da imunização neste grupo etário se torne uma prioridade urgente, caso se pretendam tomar decisões informadas sobre a forma como estas vacinas devem ser implementadas. Se não tivermos uma boa compreensão da cobertura de base e das áreas que necessitam de ser melhoradas, a adição de uma nova vacina como a do HPV continuará a perpetuar e possivelmente a exacerbar quaisquer desigualdades presentes no sistema atual. É lógico que a cobertura da vacinação e a disparidade para os Maori possam ser mais elevadas no grupo etário dos 11 anos do que na infância. Foi dada uma atenção considerável à medição e à melhoria da cobertura da vacinação infantil na Nova Zelândia, depois de se ter verificado que era inaceitavelmente baixa, mas a vacinação dos 11 anos de idade não foi medida nem orientada, pelo que é pouco provável que tenha registado o mesmo nível de melhoria. Esta área pode representar um ponto quente de desigualdade negligenciada e deve ser abordada com urgência. A ignorância das necessidades ou das desigualdades é uma desculpa inaceitável quando não foram feitos esforços para as procurar. A Nova Zelândia poderia seguir o exemplo dos EUA e alargar a recolha de dados nacionais de rotina sobre imunização para incluir imediatamente o grupo etário dos 11 anos, em vez de esperar até 2016.

9.3 Análise quantitativa da vacinação escolar do CMDHB

9.3.1 Dados sobre a etnia

O número de alunos classificados como "outros" na base de dados do PHN é significativamente superior ao registado nos dados do Ministério da Educação (>643 vs 368). A categoria "outros" inclui "não declarados", e havia 150 alunos na base de dados PHN sem etnia declarada - provavelmente um número maior do que nos dados do Ministério da Educação (não está disponível a repartição exacta da categoria "outros", exceto que 133 alunos eram pagantes de NZAID/taxa integral e 235 alunos incluíam as restantes etnias "outros"). O número de etnias não declaradas explica apenas em parte a discrepância entre as duas bases de dados e limita a fiabilidade das análises. Dado que a base de dados PiMs/PHN não utiliza um método normalizado de hierarquização das etnias, é possível que classifique um maior número de alunos com uma etnia primária "outra" do que o sistema do Ministério da Educação. A prática de introduzir as três primeiras etnias por ordem no formulário de consentimento de vacinação, para os 5% de crianças que ainda não estão no PiMS, deve servir para sub-representar "outra", uma vez que é a última no formulário de consentimento. Isto deixa a discrepância entre a classificação da etnia nos dados do Ministério da Educação e nos dados do PHN/PiMs inadequadamente explicada e levanta algumas preocupações sobre a exatidão desta informação.

Não se sabe onde é que os alunos adicionais classificados como "outros" no numerador se encaixam no denominador. Se estiverem uniformemente distribuídos entre as outras categorias étnicas, haverá um efeito global de subestimação da cobertura vacinal, mas um efeito mínimo nos padrões de variação entre etnias encontrados nestes resultados. Se esses "outros" alunos da base de dados do PHN forem desproporcionalmente constituídos por uma categoria étnica específica, o efeito será o de sub-representar a devolução de formulários e a cobertura vacinal dessa etnia. A prática de registar o estatuto étnico como a primeira etnia registada no formulário de consentimento de vacinação serve para sub-representar os maoris, uma vez que os maoris eram a segunda opção no formulário de consentimento, a seguir aos europeus da Nova Zelândia.

De um modo mais geral, isto ilustra o problema atual da recolha inadequada de dados sobre a etnia dos Maori na Nova Zelândia. Isto apesar das provas que salientam o problema da subcontagem dos maoris nas estatísticas de saúde (13, 32, 144) e da criação de protocolos claros sobre dados relativos à etnia para o sector da saúde e da deficiência (145). O facto de este problema ainda não ter sido resolvido é preocupante, pois o facto de não ser contabilizado perpetua a marginalização e a exclusão dos maoris e impede que as desigualdades dos maoris sejam plenamente identificadas, compreendidas e resolvidas.

9.3.2 Discussão geral da análise quantitativa

A ausência de dados sobre a lista de escolas na base de dados do PHN dificultou a avaliação exacta das taxas de retorno dos formulários e de vacinação. Os dados do Ministério da Educação sobre as listas de vacinação foram a correspondência mais próxima disponível para ser usada como denominador, e tomou-se o cuidado de garantir que apenas as escolas do 7º ano abrangidas pelo programa de vacinação da CMDHB fossem incluídas neste denominador. A vacinação foi efectuada ao longo de todo o ano letivo e o denominador do Ministério da Educação refere-se a um instantâneo das listas de escolas durante o mês de julho de 2005, pelo que é possível que tenha havido uma pequena flutuação nos números das listas de escolas ao longo do ano. Presume-se, no entanto, que tenha havido uma alteração líquida mínima no número de alunos. Outra limitação à validade desta análise é o facto de o investigador só ter tido acesso a dados agregados, extraídos da base de dados do PHN por um técnico da base de dados. Isto significa que não foi possível verificar nenhum dos dados extraídos, ou explorar mais profundamente questões como as categorias étnicas adicionais que foram registadas nas crianças identificadas como predominantemente "outras".

Na Nova Zelândia, mesmo quando existe um programa de vacinação escolar, as vacinas programadas podem ainda ser administradas nos cuidados primários. Este facto torna difícil ter certezas sobre a cobertura global de vacinação nesta população. Podemos estar razoavelmente confiantes de que 53% e 54% das crianças elegíveis estão a ser vacinadas contra a poliomielite e o tétano através do programa escolar. Não podemos estar tão certos de que a cobertura díspar de 48% para os Maori e 56% para os não-Maori seja exacta, uma vez que não é claro se o excesso de alunos de "outra" etnia é desproporcionalmente constituído por Maori ou não-Maori. No entanto, é provável que o excesso de "outros" seja, de facto, constituído por uma mistura de maoris e não maoris, uma vez que a cobertura relativa de vacinação para cada grupo étnico encontrada nesta análise é consistente com as tendências étnicas de cobertura encontradas em análises semelhantes, como o programa MeNZB™ , com o Pacífico a receber a cobertura mais elevada, seguido da Ásia, da Europa da Nova Zelândia e dos maoris. Esta análise mostra também que, dos 30% de pais que recusaram a vacinação escolar, metade já tinha vacinado os seus filhos (presumivelmente nos cuidados primários) e outro quarto tencionava vacinar os seus filhos nos cuidados primários. Esta informação é menos fiável para os Maori, uma vez que apenas dispomos de informação sobre os 11% de pais Maori que recusaram o consentimento, e não dispomos de informação sobre o estado ou preferências de vacinação dos 36% de Maori que não devolveram um formulário. Existem também problemas bem documentados (146, 147) associados à exatidão do estado de vacinação auto-relatado e, nesta análise, não é possível verificar o estado das crianças que foram vacinadas ou que deveriam ser vacinadas nos cuidados primários. Este tipo de análise teria sido muito útil se estas crianças tivessem sido registadas no NIR, o que teria permitido a confirmação das vacinas comunicadas como tendo sido administradas nos cuidados primários. Entre os que recusaram o consentimento, os Maori tinham uma probabilidade significativamente menor de ter vacinado ou de preferir vacinar os seus filhos nos cuidados primários, o que reforça a hipótese de que a vacinação nas escolas funciona melhor para os Maori.

Para além das limitações étnicas, estes dados fornecem a única estimativa da cobertura vacinal das vacinas programadas para os 11 anos de idade na Nova Zelândia. A utilização de dados de um DHB que tinha uma elevada proporção de Maori permitiu tamanhos de amostra aproximadamente semelhantes para cada grupo étnico, o que significa um poder explicativo quase equivalente para os Maori, de acordo com uma abordagem consistente com o KMR. Como resultado, todos os riscos relativos calculados para os Maori em comparação com os não-Maori foram estatisticamente significativos. Esta análise refere-se apenas a um DHB, e este DHB pode não ser representativo do resto da Nova Zelândia. O CMDHB tem uma proporção mais elevada de etnias Maori e do Pacífico em comparação com o resto da Nova Zelândia e a sua população provém desproporcionadamente dos decis socioeconómicos mais pobres. É incerto se o estatuto socioeconómico mais pobre significa que a CMDHB representa uma área suscetível de ter uma cobertura vacinal inferior à média. É também um DHB com um forte programa de vacinação escolar, um facto apoiado pelo facto de o CMDHB alcançar a maior cobertura MeNZB™ em idade escolar de qualquer DHB. O CMDHB também serve uma área predominantemente urbana, servida por cerca de nove Organizações de Saúde Primárias (OP) diferentes. Para obter uma compreensão mais equilibrada e representativa da vacinação de crianças de 11 anos na Nova Zelândia, e para uma avaliação mais completa das desigualdades Maori: não-Maori, análises semelhantes de cobertura precisariam ser realizadas em ambientes rurais e na Ilha do Sul, onde a entrega baseada na escola não é usada. Também seria útil avaliar a cobertura numa área onde a maioria da população está inscrita num único OPH, permitindo que as taxas de vacinação do OPH sejam comparadas com denominadores populacionais ou escolares, em vez de população inscrita, para avaliar a forma adequada como um OPH fornece vacinas à população total elegível.

A descoberta mais surpreendente para os Maori nesta análise foi a grande percentagem que não devolveu o formulário de consentimento. Não dispomos de informações sobre as razões para este facto e não sabemos que proporção destes pais gostaria que os seus filhos fossem vacinados e quantos tinham sido, ou pretendiam ser vacinados noutro local. Sabemos, através de outros estudos de atitude, que os pais Maori não têm opiniões significativamente diferentes sobre as vacinas, pelo que é altamente improvável que estes Maori que não devolveram os formulários de consentimento fossem todos objectores à imunização. As taxas mais elevadas de mobilidade escolar, doença e absentismo dos estudantes maoris podem explicar parte desta disparidade nas taxas de devolução dos formulários, mas certamente não todas. Factores processuais, tais como a forma como os formulários de consentimento foram efetivamente distribuídos aos alunos, a natureza e o estilo do formulário de consentimento e os prazos envolvidos são áreas potenciais a explorar para explicar o fracasso deste sistema para os Maori. É encorajador que, uma vez consentido, os maoris tenham efetivamente mais probabilidades de receber vacinas, mas com uma percentagem tão grande de maoris que não devolveram os formulários, é difícil tirar conclusões sólidas deste facto, tendo-se verificado o oposto no programa MeNZB™ , em que os maoris têm menos probabilidades de receber vacinas uma vez consentidas.

As taxas de cobertura são muito inferiores às registadas no programa MeNZB™ e, ao incluir as pessoas que declararam já ter sido vacinadas (nos cuidados primários), a disparidade para os Maori foi muito maior. Estas diferenças podem ser explicadas em parte pela implementação do programa e em parte por diferenças na doença. O MeNZB™ foi uma campanha de imunização intensiva e bem financiada, e os grupos Maori e do Pacífico foram especificamente visados. Um bom controlo dos dados através do SBVS ajudou no acompanhamento e na sensibilização dos estudantes, o que teria sido especialmente benéfico para os estudantes Maori. A doença meningocócica também teve um elevado nível de consciencialização e preocupação na comunidade, especialmente entre os Maori e os Pacíficos, enquanto é provável que o tétano e a poliomielite gerem muito menos medo e urgência.

9.4 Análises de calor

O HEAT foi concebido para ajudar e estruturar a análise das opções políticas numa perspetiva de desigualdade. Como tal, não há respostas definitivas e os resultados variam consoante o utilizador, podendo ser limitados pelas suas próprias perspectivas e experiências pessoais. Embora as análises contidas nesta dissertação se baseiem em provas, não deixam de envolver especulações subjectivas. O HEAT é também mais útil quando utilizado por um grupo de pessoas que reflectem a variedade de pontos de vista da comunidade com que se está a trabalhar (44). Por conseguinte, as principais limitações das análises HEAT nesta dissertação são o facto de terem sido realizadas por uma única pessoa e não por alguém com conhecimentos/experiência específicos na área. Para ultrapassar estas limitações, foram realizadas entrevistas a informadores-chave, a fim de acrescentar ideias de peritos relevantes e alargar o leque de pontos de vista representados nas análises. Assim, os resultados das análises HEAT não devem ser considerados isoladamente, mas sim em conjunto com as entrevistas a informadores-chave.

A lista de opções políticas utilizada na análise HEAT não pretendia ser exaustiva, mas antes considerar e comparar os impactos na equidade de alguns tipos gerais de políticas. Como já foi referido, os pormenores são especulativos e subjectivos e, em última análise, as consequências de qualquer política ou programa dependem das especificidades da sua conceção e aplicação. No entanto, é provável que as principais tendências observadas nestas análises continuem a ser válidas, no que respeita às opções políticas para reduzir as desigualdades para os Maori. Estas análises podem ser consideradas como um indicador dos impactos comparativos das diferentes opções. Indicam que a política atual terá provavelmente o pior impacto sobre as desigualdades dos maoris, enquanto que, das alternativas consideradas, a opção de financiamento universal com uma campanha MeNZB™ associada pode ter o efeito menos prejudicial sobre as desigualdades dos maoris. Outra lição importante das análises HEAT é que, em todas as opções políticas avaliadas, era possível que as desigualdades Maori fossem efetivamente alargadas, o que realça a importância crítica de se ter especificamente uma visão das desigualdades nas fases formativas da conceção de políticas ou programas.

9.5 Entrevistas com informadores-chave

As entrevistas a informadores-chave não pretendiam ser representativas e, como tal, não teriam captado todos os pontos de vista e questões dos Maori relativamente à política de vacinação contra o HPV. Uma consulta mais alargada, para além do âmbito de uma dissertação, seria útil e importante para considerar de forma mais completa as implicações de qualquer política proposta para o HPV. Em particular, os pontos de vista do nível político do Ministério da Saúde teriam acrescentado uma perspetiva extra valiosa que não foi incluída nesta análise, e foi lamentável que o informador desta área não tenha respondido aos convites para participar.

As entrevistas com informadores-chave reiteraram muitos dos temas discutidos nas análises HEAT, dando apoio adicional a estas conclusões. Os temas comuns às análises HEAT e às entrevistas incluem as conclusões de que a atual política do HPV irá aumentar as desigualdades, que o financiamento universal também tem o potencial de aumentar as desigualdades, a menos que sejam tomadas medidas adicionais, e que o financiamento direcionado é limitado pela sua aceitabilidade. As entrevistas foram valiosas para alargar a amplitude das questões e implicações consideradas pelo autor, tal como evidenciado pelo número de questões levantadas que não foram consideradas apenas na análise HEAT. As entrevistas a informadores-chave também foram importantes para permitir que a investigação mantivesse uma abordagem mais consistente com a KMR, tendo em conta os preconceitos culturais inerentes e as limitações de um investigador não Maori. Os pontos de vista dos próprios informadores também estavam sujeitos à sua própria perspetiva cultural.

9.6 Discussão geral

As desigualdades na cobertura da vacinação dos maoris resultam de uma combinação de factores individuais, whanau, comunitários, dos prestadores de serviços, dos sistemas e da sociedade, incluindo a influência do privilégio Pakeha na contribuição para as disparidades de vacinação dos maoris. Para que as desigualdades em matéria de imunização sejam ultrapassadas, é necessário que as intervenções abordem ou compensem os obstáculos a cada um destes níveis. É evidente que, até à data, na Nova Zelândia, tem sido dada uma atenção desproporcionada a factores a nível individual, como as diferenças de atitude dos maoris em relação à vacinação, em detrimento da compreensão da contribuição de factores a outros níveis. Esta falta de informação limita grandemente a nossa capacidade de tomar decisões informadas sobre a melhor forma implementar a vacina contra o HPV na Nova Zelândia, ou sobre como tornar a política de imunização mais equitativa para os Maori em geral. A partir das provas disponíveis, parece não haver diferenças de atitude significativas para explicar a cobertura vacinal desigual para os Maori, o que torna a atenção a outros factores ainda mais importante.
Com base na literatura internacional, uma vacina contra o HPV financiada universalmente pode proporcionar uma cobertura mais elevada para os Maori do que uma campanha direcionada, e um sistema que atinja uma cobertura global mais elevada terá provavelmente mais hipóteses de alcançar a equidade. Dito isto, no entanto, é importante não nos contentarmos com um aumento das desigualdades entre os Maori no contexto de um programa financiado universalmente, utilizando a desculpa de que se está a "conduzir as desigualdades a caminho da equidade". É viável e necessário perseguir o duplo objetivo de uma cobertura elevada em geral e de uma cobertura elevada para os Maori - este objetivo deve ser integrado na estratégia de imunização ao mais alto nível, e também sustentado ao nível da implementação/prestação de serviços. Para conseguir uma adesão elevada e equitativa à vacina contra o HPV, é necessário dar maior prioridade às imunizações dos adolescentes na Nova Zelândia a nível estratégico nacional. Tendo em conta os resultados do programa CMDHB do 7.º ano, há uma necessidade significativa de melhorar a cobertura global e a equidade da imunização dos maoris neste grupo etário. Para que as disparidades em matéria de vacinação dos maoris sejam reduzidas ou eliminadas, é importante concentrarmo-nos na melhoria da prestação e da cobertura da vacinação em geral na Nova Zelândia.
É improvável que um programa financiado de vacina contra o HPV atraísse o mesmo nível de financiamento e esforço que o programa MeNZB™ . Se a vacina contra o HPV fosse adicionada ao SNI como uma vacina universalmente financiada aos 11 anos de idade, para além do tétano e da poliomielite, poderíamos então esperar que os níveis de cobertura da vacina contra o HPV fossem mais semelhantes aos 53 e 54% observados com as vacinas contra a poliomielite e o tétano nesta análise. Acrescente-se a isto o facto de que as evidências constatam consistentemente um declínio na cobertura da vacinação com cada dose de uma vacina de dose múltipla (64, 85-87), e seria realista esperar uma cobertura ainda mais baixa da vacina contra o HPV do que a dose única contra o tétano e a poliomielite. Dada a evidência do MeNZB™ de que a cobertura da vacinação Maori diminui mais acentuadamente para vacinas de dose múltipla, esperaríamos que a disparidade para a vacina contra o HPV aumentasse ainda mais para os Maori. O CMDHB alcançou a maior cobertura geral e a maior cobertura para Maori de qualquer DHB da Nova Zelândia na campanha MeNZB ™. É certo que o CMDHB teve o período de tempo mais longo para conseguir isso, no

entanto, isso pode sugerir que as taxas de cobertura encontradas nesta análise de um programa de vacinação escolar de alto desempenho podem ser, na verdade, um cenário de "melhor caso", e a cobertura nacional geral de vacinação de 11 anos pode realmente ser menor do que a encontrada no CMDHB.

A política atual é claramente injusta para os Maori, mas como sugerem as conclusões do CMDHB, um programa financiado universalmente também não reduz automaticamente as desigualdades para os Maori. De facto, como vimos nas análises HEAT e nas entrevistas com informadores-chave, qualquer perpetuação das desigualdades existentes na cobertura da imunização para os Maori com a vacina contra o HPV causará um aumento das desigualdades actuais no cancro do colo do útero. Atualmente, não dispomos de provas suficientes para determinar exatamente quais as medidas adicionais que devem ser implementadas juntamente com uma política de vacinação contra o HPV universalmente financiada por fundos públicos, para ultrapassar os fracassos passados e actuais da atual vacinação financiada por fundos públicos na Nova Zelândia. No entanto, a obtenção desta informação deveria ser uma questão urgente para o Ministério da Saúde, uma vez que qualquer política que pareça destinada a aumentar as disparidades em matéria de cancro do colo do útero para os Maori vai contra o objetivo político de alto nível expresso de reduzir as desigualdades na saúde dos Maori e viola o Tratado de Waitangi e a Lei da Saúde Pública e da Deficiência da Nova Zelândia (2000). A Lei da Saúde Pública e da Deficiência da Nova Zelândia (2000) estabelece claramente, na secção 3(3)(a), que nenhuma disposição da lei confere a uma pessoa o direito de "acesso preferencial aos serviços com base na raça" (41). É possível argumentar que uma política que significa que as crianças não maoris têm maior acesso à vacina contra o HPV do que as crianças maoris pode ser vista como criando um acesso preferencial com base na etnia e, por conseguinte, representa uma política de saúde que viola claramente as intenções da Lei da Saúde Pública e da Deficiência da Nova Zelândia.

Há uma série de ausências notáveis na literatura e nos outros resultados desta dissertação. Em primeiro lugar, a voz indígena estava sub-representada na literatura disponível, no caso dos Maori e talvez ainda mais no caso de outros povos indígenas. A maioria dos estudos carece de uma descrição ou crítica do tipo de dados sobre etnicidade utilizados. Um reconhecimento mais explícito por parte dos investigadores sobre a possibilidade de dados étnicos incorrectos comprometerem os resultados da sua investigação pode servir como um lembrete mais visível de que os dados étnicos continuam a marginalizar os povos indígenas e a limitar os nossos progressos nesta área. Nesta linha, houve pouca consideração por outras formas de racismo que causam ou perpetuam as desigualdades para os Maori. O silêncio quase total sobre esta questão sugere que a comunidade de investigação ainda não se sente confortável ou habituada a discutir o racismo ou outras determinantes mais estruturais das desigualdades na saúde. Não é claro se isto se deve às conotações valorativas do racismo ou à natureza intelectualmente mais exigente da investigação de determinantes da saúde mais amplas e menos visíveis. A literatura e as entrevistas com os informadores também não revelaram qualquer crítica à visão do mundo em que a investigação ou as opiniões se baseavam. As entrevistas com os informadores-chave indicaram algumas divergências de pensamento entre peritos de diferentes perspectivas culturais, o que reforça a necessidade de todos os investigadores, comentadores ou decisores políticos serem prudentes quanto à influência da sua própria visão do mundo na sua interpretação da realidade. Este aspeto é particularmente relevante quando a investigação ou a elaboração de políticas envolve pessoas que podem não partilhar a mesma visão do mundo, como é o caso dos não maoris que investigam ou elaboram políticas que afectam os maoris.

Ao considerar esta dissertação em geral, há uma série de pontos fortes e fracos que merecem ser mencionados. Em primeiro lugar, as conclusões são limitadas por um conjunto inadequado de provas exactas relativas à cobertura e às estratégias de imunização dos Maori, o que significa que muitas das conclusões são forçadas a assentar em pressupostos pouco seguros. As análises HEAT e as entrevistas a informadores-chave, embora baseadas em provas, são, por natureza, especulativas e, como tal, não oferecem uma garantia de certeza. Para contrariar estas deficiências, os pontos fortes desta dissertação incluem o facto de utilizar uma combinação de métodos qualitativos e quantitativos e de adotar uma abordagem consistente com a KMR, num esforço para representar com maior precisão a situação dos Maori. Esta dissertação faz uma tentativa de reconhecer e criticar os preconceitos culturais do autor e das outras provas utilizadas, e de considerar a potencial influência deformadora de diferentes visões do mundo. O projeto tem valor ao considerar uma questão política atual nas fases iniciais de utilização na Nova Zelândia, na esperança de poder informar o desenvolvimento de uma política de vacina contra o HPV que tenha em conta as desigualdades dos Maori.

CAPÍTULO 10

Conclusões e recomendações

10.1 Introdução

Este capítulo resumirá brevemente os resultados de todas as fontes, antes de delinear as principais conclusões desta investigação. Seguem-se recomendações para mais investigação quantitativa e qualitativa necessária para compreender adequadamente esta questão, e recomendações gerais para tornar a administração de vacinas na Nova Zelândia mais equitativa para os Maori. O capítulo concluirá com recomendações específicas para a política de vacinação contra o HPV na Nova Zelândia.

10.2 Resumo das conclusões de todas as fontes

10.2.1 Resumo das conclusões da análise da literatura

Apesar de uma série de recomendações baseadas em provas e de estratégias nacionais, a Nova Zelândia continua a debater-se com uma fraca cobertura global de imunização e uma cobertura ainda mais fraca para os Maori. As disparidades de imunização dos Maori têm sido atribuídas a uma série de atitudes, conhecimentos e factores socioeconómicos, nenhum dos quais explica adequadamente as complexas desigualdades. A partir das limitadas provas disponíveis, parece que a vacinação escolar é pelo menos tão aceitável para os pais Maori como a vacinação nos cuidados primários, e as provas do MeNZB™ sugerem que os Maori atingem uma maior proporção de cobertura vacinal através do ambiente escolar. A combinação de esforços envolvida no programa MeNZB™ , incluindo campanhas de sensibilização nacionais e locais dirigidas aos Maori e ao Pacífico, em conjunto com programas baseados nas escolas, com um rastreio preciso dos dados de cada aluno e um acompanhamento, alcançou a maior cobertura registada para os Maori. Os programas nacionais de imunização com financiamento universal parecem proporcionar uma melhor cobertura para as populações indígenas do que os programas direcionados, em especial para as populações indígenas urbanas. É mais provável que a equidade se verifique no contexto de um programa de vacinação com um desempenho global elevado, o que realça a importância dos esforços para melhorar a vacinação em geral. Uma abordagem multifatorial é uma caraterística comum das estratégias que têm sido bem sucedidas na redução das desigualdades étnicas na imunização, de acordo com o entendimento de que estas disparidades são causadas por múltiplos factores a nível individual, comunitário, dos fornecedores e dos sistemas. Não existem dados adequados na Nova Zelândia ou noutros países sobre a cobertura da vacinação nos adolescentes, e é necessário dar urgentemente prioridade a esta questão, dado o aparecimento de novas vacinas para este grupo etário. A Nova Zelândia poderia alargar a recolha de dados nacionais de rotina sobre imunização para incluir imediatamente o grupo etário dos 11 anos, em vez de esperar até 2016.

10.2.2 Resumo das conclusões da análise quantitativa

A análise dos dados do programa de vacinação escolar do 7º ano do CMDHB revelou que apenas 53% e 54% das crianças foram vacinadas contra a poliomielite e o tétano, respetivamente, na escola, sendo 48% para os Maori e 56% para os não-Maori. A cobertura para os Maori foi limitada principalmente pelo facto de mais de um terço não ter devolvido o formulário de consentimento. Os maoris tinham também muito menos probabilidades do que os não maoris de recusar a vacinação por já terem sido vacinados nos cuidados primários. Assumindo que os pais que declararam que os seus filhos já tinham recebido estas vacinas estavam todos corretos, a cobertura global nesta população para a vacinação recomendada contra o tétano e a poliomielite no 7º ano é de 53% para os Maori e de 71% para os não-Maori. Estes dados são limitados pelos diferentes métodos de recolha de dados sobre a etnia e limitam-se a um único DHB. É necessário efetuar mais avaliações da cobertura em diferentes contextos, como as zonas rurais e as zonas onde a vacinação é realizada nos cuidados primários.

10.2.3 Resumo das conclusões das análises HEAT

As análises HEAT indicam que a atual política de uma vacina contra o HPV disponível a título privado é suscetível de provocar um aumento das actuais disparidades Maori:não-Maori no que respeita ao cancro do colo do útero, através da prevenção preferencial dos cancros não-Maori. É improvável que o financiamento universal, por si só, evite ou reduza as actuais desigualdades de cobertura a que assistimos com outras vacinas financiadas com fundos públicos e, como tal, esta política também resultaria num aumento das disparidades Maori:não-Maori no cancro do colo do útero. A adição de uma campanha intensiva de sensibilização local e dos meios de comunicação social nacionais, ao estilo do MeNZB, com divulgação e acompanhamento, especificamente desenvolvida com os Maori e dirigida aos Maori, é mais suscetível de evitar um aumento das desigualdades, mas não é de modo algum um dado adquirido que esta política irá efetivamente reduzir ou eliminar as desigualdades entre Maorimon e Maori. Uma política que envolva apenas financiamento direcionado para os Maori pode ser menos benéfica para eles do que um programa universal bem implementado. A introdução de um programa de recuperação universal parece servir melhor os não maoris do que os maoris, aumentando assim as desigualdades. É improvável que a adição de um programa de recuperação para os maoris, por si só, tenha um benefício significativo, e o esforço seria mais bem gasto a garantir uma cobertura óptima entre as raparigas maoris mais jovens com maior probabilidade de beneficiar da vacina.

10.2.4 Resumo das conclusões das entrevistas com informadores-chave

Foi consensual entre os informadores-chave que a atual política de uma vacina contra o HPV financiada pelo sector privado resultaria numa menor cobertura da vacina para os Maori e num aumento das desigualdades em matéria de cancro do colo do útero para os Maori. O financiamento público da vacina contra o HPV foi universalmente recomendado, e o financiamento universal foi a opção preferida pela maioria dos informadores. O financiamento direcionado apenas para os Maori foi considerado problemático, principalmente devido a problemas de aceitabilidade pública e política. Foi referido o potencial do financiamento universal para perpetuar ou alargar as desigualdades para os Maori, tendo sido recomendada uma série de estratégias para garantir que qualquer política de financiamento universal aborda efetivamente as desigualdades dos Maori. Muitos dos informadores mencionaram aspectos bem sucedidos do programa MeNZB™ , tais como a prestação baseada na escola, o bom acompanhamento e seguimento dos dados dos alunos e a educação/sensibilização da comunidade. Foram sugeridas melhorias no programa MeNZB™ , principalmente em relação à prestação de serviços, mas também foi referido que existiam diferenças importantes entre o HPV e a doença meningocócica. Foram mencionadas lacunas no conhecimento sobre a vacina contra o HPV para os Maori, e considerou-se que uma estratégia bem sucedida de vacinação contra o HPV teria de ser associada a uma investigação de base sobre atitudes e dispor de recursos adequados. A vacina contra o HPV foi considerada uma questão importante para os Maori, com potenciais implicações sérias para as desigualdades em matéria de cancro do colo do útero e para a futura atenção ao cancro do colo do útero como uma questão prioritária.

10.3 Conclusões

A atual política de vacinação contra o HPV na Nova Zelândia é injusta e, com base nas conclusões desta dissertação, fará com que sejam mais os não-maoris do que os maoris a receber a vacina, servindo assim para aumentar as disparidades já acentuadas no cancro do colo do útero para os maoris. O facto de os maoris sofrerem atualmente de maior incidência e mortalidade por cancro do colo do útero do que os não-maoris é injusto e tem de ser resolvido em conformidade com o Tratado de Waitangi, a Lei da Saúde Pública e da Deficiência da Nova Zelândia (2000), as declarações internacionais sobre direitos humanos e indígenas e uma série de estratégias do Governo da Nova Zelândia, como a Estratégia de Controlo do Cancro, que visa especificamente diminuir a incidência e as desigualdades em matéria de cancro. Para que a Nova Zelândia cumpra as obrigações decorrentes destes mandatos e resolva a questão das desigualdades entre os Maori no que respeita ao cancro do colo do útero, é necessária uma intervenção governamental na política de vacinação contra o HPV.

Os conhecimentos actuais sobre as causas das desigualdades em matéria de imunização dos maoris são escassos e é necessário prestar mais atenção à influência de factores que vão para além do indivíduo, como os whanau, a comunidade, os prestadores de serviços, os sistemas e os factores sociais, incluindo a influência do privilégio dos Pakeha na contribuição para as disparidades de imunização dos maoris.

É provável que um programa de vacinação contra o HPV financiado universalmente atinja uma cobertura mais elevada e mais equitativa para os Maori do que um programa direcionado. No entanto, um programa financiado universalmente é suscetível de perpetuar as actuais disparidades na imunização e, assim, aumentar as desigualdades em matéria de cancro do colo do útero, a menos que sejam implementadas medidas adicionais. Estas medidas poderiam incluir, mas não se limitam a, algumas das caraterísticas bem sucedidas utilizadas na campanha MeNZB™, tais como os meios de comunicação social nacionais e as campanhas de sensibilização da comunidade local dirigidas especificamente aos Maori, a administração de vacinas nas escolas apoiada por um acompanhamento minucioso dos dados de todos os alunos elegíveis e um acompanhamento/acompanhamento intensivo e culturalmente adequado desses alunos. Aprendendo com o MeNZB™ e outras experiências, poderiam ser úteis medidas adicionais, tais como um envolvimento e consulta mais precoce dos Maori na fase de conceção do programa, uma maior consideração dos prazos dos Maori e uma melhor prestação de serviços às crianças Maori em programas escolares.

10.4 Recomendações de investigação

10.4.1 Investigação consistente com o KMR

Qualquer investigação adicional sobre esta questão tem de ser efectuada tendo em mente alguns princípios da KMR. A investigação tem de considerar criticamente a influência de factores estruturais mais amplos, e não apenas de factores individuais, na investigação das causas e soluções para as disparidades de imunização dos Maori. É necessário envidar esforços para garantir que as dimensões das amostras Maori sejam suficientes para proporcionar um poder explicativo igual para os Maori.

Uma melhor recolha de dados sobre a etnia é essencial para representar com exatidão a situação dos Maori. Uma maior recolha de dados sobre a imunização em geral, bem como a criação de planos desde o início para avaliar os programas em termos da sua eficácia para os Maori, ajudará a dar mais voz às preocupações e necessidades dos Maori neste domínio. As preocupações dos maoris têm de ser centralizadas quando se considera esta questão, porque se não o forem, as necessidades dos maoris serão diluídas e disfarçadas entre os representantes inadequados da população total.

10.4.2 Investigação quantitativa suplementar

Recomenda-se a realização de mais investigação quantitativa nos seguintes domínios:

- Investigação da prevalência dos subtipos de HPV para determinar:
  - se a distribuição da prevalência dos subtipos de HPV na Nova Zelândia corresponde à distribuição encontrada nas meta-análises utilizadas para informar o desenvolvimento da vacina contra o HPV, a fim de determinar se a vacinação contra o HPV 16 e 18 é suscetível de ser tão eficaz na prevenção dos cancros do colo do útero no contexto neozelandês.

- se a distribuição da prevalência dos subtipos de HPV entre os Maori é a mesma que a dos neozelandeses não Maori e a mesma que a distribuição encontrada nas meta-análises utilizadas para informar o desenvolvimento de vacinas contra o HPV, a fim de determinar se a vacinação contra o HPV 16 e 18 é suscetível de ser tão eficaz na prevenção dos cancros do colo do útero para os Maori.

- Investigação mais aprofundada das taxas de cobertura da vacinação no grupo etário dos 11 anos na Nova Zelândia, particularmente em áreas onde a vacinação é efectuada nos cuidados primários, para melhor informar as decisões políticas sobre o melhor local para administrar vacinas a este grupo etário.

10.4.3 Investigação qualitativa suplementar

Os seguintes domínios são recomendados para uma investigação qualitativa mais aprofundada::

- Investigação de base sobre as atitudes dos Maori e de outras etnias da Nova Zelândia em relação à vacina contra o HPV, a fim de orientar uma estratégia de educação/comunicação adequada para a vacina contra o HPV
- Mais investigação sobre os factores que contribuem para as desigualdades de imunização dos maoris, para além do âmbito das diferenças nos conhecimentos, atitudes e crenças dos maoris. Até à data, a investigação tem sido limitada pela concentração em factores "Maori", sem explorar ou considerar adequadamente a influência de outros factores não Maori que podem igualmente contribuir para as disparidades de imunização dos Maori. Além de ter conotações negativas e de culpabilização da vítima, este preconceito está a restringir a nossa capacidade de conceber intervenções baseadas em provas para evitar e corrigir estas disparidades.

10.5 Recomendações gerais para tornar as estratégias de vacinação mais equitativas para os Maori

A partir dos resultados desta dissertação, podem ser feitas várias recomendações para garantir que as estratégias de vacinação são mais equitativas para os Maori, nas áreas da recolha de dados, conceção de políticas/programas, implementação e avaliação. Muitas destas recomendações têm particular relevância para as vacinações no grupo etário dos adolescentes.

10.5.1 Recolha de dados

- Toda a recolha de dados sobre a etnia, incluindo a dos formulários de consentimento de vacinação, deve ser unificada e coerente com os protocolos sobre a etnia do Ministério da Saúde para o sector da saúde e da deficiência (145). Deve ser dada especial atenção para garantir que os métodos de recolha e utilização de dados sobre a etnia sejam equitativos para os Maori.
- Dados exactos sobre a cobertura do grupo etário dos 11 anos são essenciais para conceber e avaliar políticas e programas de imunização. Como tal, o NIR deve ser alargado para incluir todas as vacinas dos 11 anos de idade agora, em vez de esperar até 2016, quando a primeira coorte de nascimentos atingir os 11 anos de idade.

10.5.2 Fases de conceção das políticas/programas

- As análises custo-benefício devem ser efectuadas separadamente para os maoris e para a população total, a fim de ultrapassar a situação de desigualdade que consiste em utilizar a população total como substituto dos maoris.
- Melhorar a cobertura de todas as imunizações financiadas pelo sector público, de modo a alinhar a Nova Zelândia com outros países desenvolvidos. Esta recomendação é feita à luz das provas de que a equidade tem mais probabilidades de ser alcançada num sistema de imunização com um desempenho global elevado.

- Acrescentar a imunização dos 11 anos de idade como uma área prioritária da estratégia de imunização da Nova Zelândia. Isto inclui o estabelecimento de objectivos para a cobertura vacinal neste grupo etário e a definição de um plano estratégico e de uma cadeia de responsabilidades para que tal aconteça.
- Utilizar o HEAT para considerar especificamente qualquer política de imunização prospetiva do ponto de vista das desigualdades, para evitar a implementação de uma política que sirva para perpetuar ou alargar as desigualdades. Para evitar que se repita a situação atual com a vacina contra o HPV, poderiam ser criados mecanismos que exigissem a utilização do HEAT ao considerar a aprovação de todas as novas tecnologias da saúde na Nova Zelândia.
- Envolver os Maori desde o início das fases de conceção e dar tempo suficiente para que os Maori consultem e desenvolvam capacidades antes de iniciar o programa. Prestar assistência para acelerar o desenvolvimento das capacidades dos Maori, em vez de iniciar o programa antes de os Maori estarem preparados.

- Reconhecer que as disparidades em matéria de imunização resultam de uma combinação de factores ao nível do indivíduo, da comunidade, do prestador de serviços, do sistema e da sociedade e que, para que um programa seja bem sucedido, deve visar simultaneamente todas estas barreiras coexistentes.

10.5.3 Implementação

- Tomar uma decisão a nível nacional sobre o local onde as vacinas dos 11 anos de idade devem ser administradas, tendo em conta os pontos de vista das partes interessadas relevantes dos DHB/programas escolares, dos cuidados primários e das comunidades Maori. Fazer com que esta vacinação seja da responsabilidade exclusiva dos programas escolares pode simplificar a implementação e a responsabilização, mas esta questão precisa de ser mais debatida para garantir que não prejudica inadvertidamente algumas crianças Maori e para clarificar como isto pode funcionar na Ilha do Sul, onde os programas escolares não são atualmente utilizados.
- Com base nas provas atualmente disponíveis, parece provável que os programas baseados na escola obtenham os melhores resultados para os adolescentes, especialmente no caso das vacinas de doses múltiplas.
- Um programa escolar deve ter um registo do número de crianças da escola/turma , para permitir o acompanhamento das crianças que não devolvem os formulários de consentimento.
- As clínicas de recuperação ou de proximidade devem fazer parte de qualquer programa escolar, para ter em conta os 10% de crianças que faltam num determinado dia.
- Considerar a possibilidade de acrescentar outro controlo obrigatório do estado de imunização à entrada no ensino secundário.

10.5.4 Avaliação

- A avaliação regular e planeada dos programas de imunização deve ser incluída desde as primeiras fases de conceção.
- Estas avaliações devem incluir uma apreciação específica e separada do efeito do programa sobre os Maori, reconhecendo que estes não estão adequadamente representados nas análises baseadas na população total.
- Os resultados de quaisquer avaliações devem ser amplamente divulgados junto dos Maori.

10.6 Recomendações políticas para uma estratégia de vacinação contra o HPV baseada em provas na Nova Zelândia

Esta dissertação teve como objetivo determinar a forma como uma vacina contra o HPV financiada por fundos públicos poderia ser implementada na Nova Zelândia, de modo a garantir que:

1. A implementação da vacina contra o HPV não aumenta ainda mais as disparidades existentes em matéria de cancro do colo do útero para os Maori.
2. A vacina contra o HPV é implementada, utilizando as melhores provas possíveis, para reduzir intencionalmente as desigualdades entre maoris e não-maoris.

Com base nas provas atualmente disponíveis, esta dissertação faz as seguintes recomendações para a política de vacinação contra o HPV na Nova Zelândia:

- A vacina contra o HPV deve ser financiada publicamente na Nova Zelândia, não só para aumentar o número total de cancros do colo do útero prevenidos, mas também para evitar um agravamento das actuais desigualdades na incidência do cancro do colo do útero entre os Maori.
- A vacina contra o HPV deve ser financiada como parte de um programa de acesso universal para as raparigas de 11 anos, mas devem ser tomadas ao mesmo tempo medidas adicionais dirigidas aos Maori para evitar o agravamento das desigualdades em matéria de cancro do colo do útero para os Maori.
- Estas medidas adicionais podem incluir acções de sensibilização a nível nacional e local dirigidas aos Maori, um formulário de consentimento culturalmente adequado e testado, a disponibilização de tempo e informação suficientes para permitir que os pais tomem uma decisão e uma sensibilização intensiva culturalmente adequada.
- A vacina contra o HPV deve ser administrada através de um programa escolar, apoiado por uma base de dados de rastreio de todas as crianças nas listas escolares e com um acompanhamento intensivo e culturalmente adequado das crianças que não devolvem os formulários de consentimento. As clínicas de recuperação devem ser integradas no programa desde o início.
- Deve ser efectuada uma investigação de base sobre as atitudes e os conhecimentos dos Maori relativamente ao HPV para orientar o desenvolvimento do programa.
- Uma estratégia de comunicação adequada para a vacina contra o HPV, desenvolvida em consulta com os maoris e dirigida a eles. Esta estratégia deve incluir actividades a nível nacional e local.

10.7 Conclusão

Em resumo, a vacina contra o HPV constitui um bom exemplo de como as políticas podem ter um impacto negativo nas desigualdades quando as implicações para a equidade não são especificamente consideradas desde o início. Há também uma série de possíveis intervenções disponíveis para corrigir esta situação de desigualdade.

É igualmente importante reconhecer que esta não é uma situação isolada. A vacina contra o HPV tem semelhanças com muitas outras decisões em matéria de políticas de saúde na Nova Zelândia, e algumas das recomendações feitas nesta dissertação poderiam ser aplicadas de forma mais ampla ao desenvolvimento de políticas de saúde na Nova Zelândia, incluindo a recolha de dados que contemplem com exatidão os Maori, o envolvimento dos Maori como parceiros no início do processo, a atribuição de prioridade às desigualdades e preocupações dos Maori, a consideração dos determinantes estruturais mais amplos da saúde desigual e a consideração específica das implicações de equidade de qualquer política ou programa. Os resultados desta dissertação reforçam que, na Nova Zelândia, não dispomos atualmente de um processo equitativo de elaboração de políticas de saúde para os Maori, em especial no que se refere à imunização e ao cancro do colo do útero, e que é necessário fazer mais para abordar seriamente esta questão. Isto é fundamental se quisermos evitar mais "inação face à necessidade".

Apêndices

Apêndice 1 - Calendário Nacional de Imunização da Nova Zelândia 2006 (11 p1)

Age	Immunisation given		Special programme**
6 weeks	DTaP-IPV	Hib-Hep B	MeNZB™ ™
3 months	DTaP-IPV	Hib-Hep B	MeNZB™ ™
5 months	DTaP-IPV	Hep B	MeNZB™ ™
10 months***			MeNZB™ ™
15 months	Hib	MMR	
4 years	DTaP-IPV	MMR	
11 years	dTap-IPV*		
45 years	Td		
65 years	Td	Influenza (annually)	

Legenda: D: difteria, T: tétano, aP: tosse convulsa acelular, d: difteria do adulto, ap: tosse convulsa acelular do adulto

tosse convulsa, IPV: vacina inactivada contra a poliomielite, Hib: *Haemophilus influenzae tipo* b, Hep B: hepatite B, MMR: sarampo, papeira e rubéola, Td: vacina contra o tétano e a difteria para adultos, MeNZB™ ™: vacina meningocócica B.

- A IPV será administrada até o final de 2007 para aqueles que não tiveram anteriormente quatro doses. " A vacina MeNZB™ ™ estará disponível desde que o consentimento provisório seja alargado, para indivíduos adicionais elegíveis para a vacina MeNZB™ ™.

*** Os bebés que recebam a 3.ªdose entre os 5 e os 6 meses de idade devem receber a 4.ªdose no mínimo aos 10 meses de idade. Bebés que recebem a sua 3ª dose após os 6 meses de idade ou mais,
tomar a 4.ª dose pelo menos quatro meses após a 3.ªdose.

Apêndice 2 - Ferramenta de avaliação da equidade na saúde (Equity Lens) para combater as desigualdades na saúde (maio de 2004) (148)

O conjunto de perguntas que se segue foi elaborado para o ajudar a refletir sobre a forma como surgiram determinadas desigualdades na saúde e sobre os pontos de intervenção eficazes para as combater. Estas perguntas devem ser utilizadas em conjunto com o Quadro de Intervenção do Ministério da Saúde (Ministério da Saúde 2002).

1. Qual o problema de saúde que a política/programa está a tentar resolver?
2. Que desigualdades existem neste domínio da saúde?
3. Quem é mais favorecido e como?
4. Como se produziu a desigualdade? (Quais são os mecanismos através dos quais esta desigualdade foi criada, se mantém ou aumenta?)
5. Quais são os factores determinantes desta desigualdade?
6. Como é que aborda o Tratado de Waitangi no contexto do Novo Mundo? Zealand Public Health and Disability Act 2000?
7. Onde/como é que vai intervir para resolver esta questão? Utilize o Quadro de Intervenção do Ministério da Saúde para orientar a sua reflexão.
8. Como é que esta intervenção pode afetar as desigualdades na saúde?
9. Quem beneficiará mais?
10. Quais poderão ser as consequências indesejadas?
11. O que fará para garantir a redução/eliminação das desigualdades?
12. Como saberá se as desigualdades foram reduzidas/eliminadas?

(Adaptado de Bro Taf Authority. 2000. Planning for Positive Impact: Health inequalities impact assessment tool. Cardiff: Autoridade de Bro Taf).
Alterado pelo Ministério da Saúde. maio de 2004.
Fonte: Te RopO Rangahau a Eru Pomare., Ministério da Saúde e Consultoria em Saúde Pública. 2003. Uma Ferramenta de Avaliação da Equidade em Saúde. Wellington: Consultoria em Saúde Pública, Escola de Medicina e Ciências da Saúde de Wellington.
Referências: Ministério da Saúde, Consultoria de Saúde Pública, Te RopO Rangahau Hauora a Eru Pomare. 2002. Uma ferramenta de avaliação da equidade na saúde. Departamento de Saúde Pública, Universidade de Otago e Ministério da Saúde

Apêndice 3 - Quadro de Intervenção do Ministério da Saúde para Melhorar a Saúde e Reduzir as Desigualdades (38)

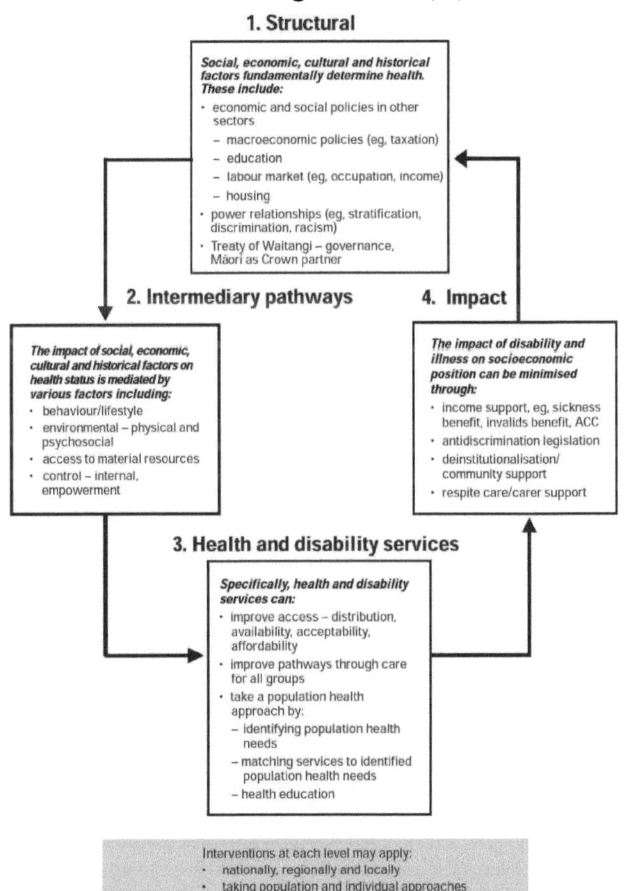

Apêndice 4 - Priorização da etnia utilizada pelo Ministério da Educação (149)

Grupo étnico para declarações de rolos

Para efeitos das declarações de matrícula, os alunos devem ser registados apenas num grupo étnico. O

Ministério utiliza o mesmo sistema de declaração de prioridades que tem sido utilizado pelo Instituto de Estatística da Nova Zelândia.

Para determinar qual o grupo étnico a comunicar para um determinado aluno, **comece no topo** da lista de etnias abaixo e utilize a primeira etnia que se aplica a esse aluno, depois procure nas colunas da direita do grupo étnico as tabelas de declaração de matrícula relevantes.

Code or meaning on student's enrolment form or record		**Report students in one group only**	**in one group only**
Code	Ethnicity list	Ethnic group Tables: J5, J6, J7	Ethnic group Tables: SL1, SLA, SL2
211	Māori	Māori	Māori
351	Tokelauan	Tokelauan	Pacific Peoples
361	Fijian	Fijian	
341	Niuean	Niuean	
331	Tongan	Tongan	
321	Cook Island Māori	Cook Island Māori	
311	Samoan	Samoan	
371	Other Pacific Peoples	Other Pacific Peoples	
411	Filipino	Southeast Asian	Asian
412	Cambodian		
413	Vietnamese		
414	Other Southeast Asian		
431	Indian	Indian	
421	Chinese	Chinese	
441	Sri Lankan	Other Asian	
442	Japanese		
443	Korean		
444	Other Asian		
511	Middle Eastern	Other (e.g. South American, African)	Other
521	Latin American		
531	African		
611	Other ethnicity		
999	Not stated		
128	Australian	Other European	NZ European/Pākehā / Other European
121	British /Irish		
127	German		
122	Dutch		
123	Greek		
124	Polish		
125	South Slav		
126	Italian		
129	Other European		
111	NZ European/Pākehā	NZ European/Pākehā	

Appendix 5 - Programa de entrevistas com informadores-chave

1. **Opiniões pessoais sobre as opções políticas:**
   a. O que pensa da atual política de vacinação contra o HPV, ou seja, de financiamento privado?
   b. Quais são, na sua opinião, as principais opções políticas para a implementação de uma vacina contra o HPV financiada por fundos públicos na Nova Zelândia?
   c. Na sua opinião, qual seria a melhor forma de implementar uma política de vacinação contra o HPV com financiamento público na Nova Zelândia, para servir equitativamente os Maori? Porquê?
   d. Poderá esta opção ter consequências indesejadas?

2. **Pontos de vista sobre as opções políticas derivadas da investigação (se ainda não tiverem sido discutidas):**
   a. Quais são, na sua opinião, os efeitos prováveis destas opções na imunização e

noutras desigualdades no domínio da saúde para os Maori? (Quais são os potenciais impactos positivos, negativos e não intencionais para os Maori?)

3. **Pontos de vista sobre a aplicação das políticas/questões práticas:**
   a. Quais são os obstáculos à aplicação de uma política deste tipo?
   b. O que é necessário fazer para eliminar estes obstáculos?
4. **Outros conselhos**
   a. Para além das políticas, que outras medidas recomendaria para reduzir as desigualdades em matéria de vacinação entre maoris e não maoris?
   b. Como explicaria as razões das desigualdades entre maoris e não maoris na cobertura das vacinas financiadas pelo sector público?
   c. Há mais algum aspeto que considere importante ou relevante para esta questão e que não tenhamos abordado?

Appendix 6 - Aprovação do Comité de Ética para Participantes Humanos da Universidade de Auckland

THE UNIVERSITY SECRETARIAT
Office of the Vice-Chancellor
Research Ethics and Biological Safety Administration

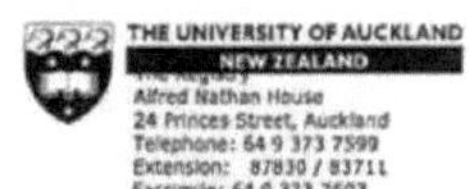

The University of Auckland
Private Bag 92019
Auckland Mail Centre
Auckland 1142
New Zealand

UNIVERSITY OF AUCKLAND HUMAN PARTICIPANTS
ETHICS COMMITTEE

19 March, 2007

MEMORANDUM TO:

Dr Elana Taipapaki Curtis

School of Population Health

Re: **Application for Ethics Approval**

The Committee met on 14 March , 2007 and considered the application for ethics approval for your research titled "How could a publicly funded HPV vaccine be implemented in New Zealand to avoid Maori: non-Maori inequalities in immunisation?" (Our Ref. 2007 / 055).

Ethics approval was given for a period of three years conditional on: -

1. The full name for Human Papillomavirus should be written in the title before the short version (HPV) to ensure that the reader knows what is being referred to.
2. The Participant Information Sheet page 2, paragraph 2, first sentence should be amended to state that there is a choice for the participant as to whether he/she consents to the interview being tape recorded. The next sentence should read "... Request that the tape recorder be turned off .. "
3. The 4th paragraph of page 2 in the Participant Information Sheet should state where the information will be stored.
4. In the Consent Form, move the statement "This consent will be kept for six years from the start of the study." to follow the heading.
5. Bullet point 2 in the Consent Form should say where the information will be stored.
6. In order to complete the approval process, please highlight the revisions and provide the above clarification along with a covering memo explaining the changes as soon as possible for inclusion in the next agenda. Please provide only the pages that have the changes and quote the reference number in all documentation..

If the project changes significantly you are required to resubmit your appplication to the Committee for further consideration.

In order that an up-to-date record can be maintained, it would be appreciated if you could notify the Committee once your project is completed.

Please contact the Chairperson if you have any specific queries relating to your application. He and the members of the Committee would be most happy to discuss general matters relating to ethics provisions if you wish to do so.

Margaret Rotondo
Executive Secretary
University of Auckland Human Participants Ethics Committee

c.c. Head of Department, School of Population Health

Dr Belinda Loring
9 Beeche Place
Birkdale
Auckland 0626

All communications with the committee regarding this application should indicate this reference number - (2007/055).

THE UNIVERSITY SECRETARIAT
Office of the Vice-Chancellor
Research Ethics and Biological Safety Administration

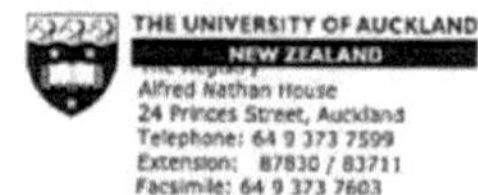

Alfred Nathan House
24 Princes Street, Auckland
Telephone: 64 9 373 7599
Extension: 87830 / 83711
Facsimile: 64 9 373 7603

The University of Auckland
Private Bag 92019
Auckland Mail Centre
Auckland 1142
New Zealand

UNIVERSITY OF AUCKLAND HUMAN PARTICIPANTS ETHICS COMMITTEE

12 April, 2007

MEMORANDUM TO:

Dr Elana Taipapaki Curtis

School of Population Health

Re: Change to application

I wish to advise you that the Committee met on 11 April , 2007 and reviewed the request for change to your application titled "How could a publicly funded HPV vaccine be implemented in New Zealand to avoid Maori: non-Maori inequalities in immunisation?" (Our Ref. 2007 / 055).

The Committee approved the change.

If the project changes significantly you are required to resubmit your appplication to the Committee for further consideration.

In order that an up-to-date record can be maintained, it would be appreciated if you could notify the Committee once your project is completed.

Please contact the Chairperson if you have any specific queries relating to your application. He and the members of the Committee would be most happy to discuss general matters relating to ethics provisions if you wish to do so.

Margaret Rotondo
Executive Secretary
University of Auckland Human Participants Ethics Committee

c.c. Head of Department, School of Population Health

Dr Belinda Loring
9 Beeche Place
Birkdale
Auckland 0626

Appendix 7 - Ficha de informação dos participantes

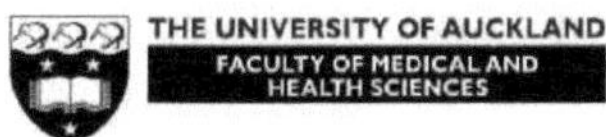

TE KUPENGA HAUORA MĀORI
DEPARTMENT OF MĀORI HEALTH
Faculty of Medical and Health Sciences
The University of Auckland
Private Bag 92019
Auckland
New Zealand.

Principal Investigator/Supervisor:
Dr Elana Taipapaki Curtis
Kaiārahi Certificate in Health Sciences
Te Kupenga Hauora Māori
Ph: 09 3737599 x 86470
Fax: 09 303 5947
Email: e.curtis@auckland.ac.nz

Student Researcher/Interviewer:
Dr Belinda Loring
Master of Public Health student
School of Population Health
University of Auckland
Email: bjloring@yahoo.com

May 2007

Como poderia ser implementada na Nova Zelândia uma vacina contra o papilomavírus humano (HPV) com financiamento público para evitar desigualdades entre maoris e não maoris na imunização?

Ficha de informação do participante

Tena Koe,

Esta investigação está a ser realizada como dissertação para o grau de Mestre em Saúde Pública na Escola de Saúde Populacional da Universidade de Auckland e está a ser conduzida no âmbito do Te Kupenga Huaora Maori (Departamento de Saúde Maori). A estudante, Dra. Belinda Loring, é uma australiana não-maori, não indígena, que vive em Auckland há dois anos e é uma estagiária básica a tempo inteiro na Faculdade Australasiana de Medicina de Saúde Pública (AFPHM). É ela quo oonduz as entrevistas e analisa os dados. A sua investigação é supervisionada pela Dra. Elana Taipapaki Curtis, (Ngati Rongomai, Ngati Pikiao, Te Arawa), uma médica de saúde pública Maori e Professora Sénior/ Certificado Kaiarahi em Ciências da Saúde, Te Kupenga Hauora Maori, na Faculdade de Medicina e Ciências da Saúde da Universidade de Auckland. Eles são as duas únicas pessoas que terão acesso aos seus dados e formulários de consentimento.

Os maoris sofrem de maior morbilidade e mortalidade por cancro do colo do útero do que os não maoris, e também têm taxas de vacinação com vacinas financiadas pelo Estado mais baixas do que os não maoris. A nova vacina contra o papilomavírus humano (HPV) constitui uma excelente oportunidade para reduzir a taxa de cancro do colo do útero, mas se os maoris, que são os mais necessitados, forem também os que têm menos probabilidades de serem vacinados, as desigualdades em matéria de saúde para os maoris serão perpetuadas e talvez ainda mais agravadas. O objetivo desta investigação é considerar especificamente a implementação da vacina contra o HPV numa perspetiva de desigualdades e determinar como uma vacina contra o HPV com financiamento público poderia ser implementada na Nova Zelândia, de modo a evitar desigualdades Maori:não Maori na imunização. Esta investigação combina provas de: uma revisão crítica da literatura para identificar estratégias que foram bem sucedidas na melhoria das taxas de vacinação para os Maori, ou outros grupos indígenas/minorias étnicas, uma análise quantitativa dos dados de cobertura da vacinação para as crianças de 11 anos de idade no Conselho de Saúde do Distrito de Counties Manukau (CMDHB), e uma análise da Ferramenta de Avaliação da Equidade na Saúde (HEAT) de uma série de opções possíveis para a implementação da vacina contra o HPV na Nova Zelândia. Para aumentar a validade e a utilidade das análises HEAT e das recomendações políticas, serão realizadas várias entrevistas a informadores-chave, a fim de obter informações de peritos-chave em domínios relevantes.

Foi identificado como tendo conhecimentos específicos num domínio relevante para esta investigação e gostaríamos de o convidar a ajudar a enriquecer e a informar as nossas análises, participando numa entrevista individual semi-estruturada, para discutir as suas ideias sobre as possíveis opções para a implementação da vacina contra o HPV e as implicações para os Maori e as desigualdades na saúde dos Maori.

Para além de o entrevistador tomar notas manuscritas, o entrevistado pode optar por consentir ou não que a entrevista seja gravada. Mesmo que concorde em ser gravado, pode pedir que o gravador seja desligado em qualquer altura da entrevista. As cassetes serão utilizadas para ajudar a recordar os temas da sua entrevista, mas não serão transcritas formalmente.

Antes de utilizar os seus dados, o entrevistador enviar-lhe-á um resumo escrito dos principais temas/sentimentos da sua entrevista, e quaisquer citações específicas susceptíveis de serem incluídas serão claramente identificadas. Poderá rever, corrigir ou retirar parte ou a totalidade dos seus dados até duas semanas após o envio do resumo.

As cassetes e as notas das entrevistas serão guardadas num armário fechado à chave no gabinete da Dra. Elana Taipapaki Curtis na School of Population Health, Universidade de Auckland, até à conclusão da investigação (julho de 2007), altura em que serão destruídas. O seu formulário de consentimento será guardado num armário fechado na Universidade durante seis anos. Se as informações que fornecer forem comunicadas ou publicadas, serão envidados todos os esforços para não o identificar como a sua fonte. No entanto, devido ao pequeno número de pessoas em alguns dos seus domínios de especialização e ao papel proeminente que alguns de vós poderão ter, a confidencialidade no que diz respeito à sua identidade não pode ser garantida.

O candidato tem o direito de se retirar do projeto em qualquer altura. Prevê-se que a entrevista ocupe 30 a 60 minutos do seu tempo e pode ser realizada na Universidade ou noutro local de Auckland que lhe seja conveniente. Se estiver fora de Auckland, ou se preferir ser entrevistado por telefone, isso pode ser combinado. Não há financiamento para esta investigação e, infelizmente, não poderemos reembolsá-lo pelo seu tempo.

Se estiver disposto a ser entrevistado, responda a Belinda por correio eletrónico ou pelo telefone acima indicado. Pedir-lhe-emos que assine um formulário de consentimento no momento da entrevista. Se desejar obter mais informações sobre este estudo, pode contactar os investigadores:

Dra. Elana Taipapaki Curtis
Investigador Principal/Supervisor Certificado Kaiarahi em Ciências da Saúde,
Telefone: (09) 3737599 ext. 86470
Correio eletrónico: e.curtis@auckland.ac.nz

Dra. Belinda Loring
Estudante de Mestrado em Saúde Pública
Escola de Saúde da População
Universidade de Auckland
Correio eletrónico: biloring@yahoo.com

O chefe do Departamento de Saúde Maori é:
Professor Associado Papaarangi Reid
Tumuaki, Te Kupenga Hauora Maori,
Faculdade de Ciências Médicas e da Saúde
Universidade de Auckland
Bolsa privada 92019
Tel: (09) 373 7599 ext. 86332
Correio eletrónico: p.reid@auckland.ac.nz

Se tiver quaisquer preocupações de natureza ética, pode contactar o Presidente do Comité de Ética dos Participantes Humanos da Universidade de Auckland através do número (09) 373-7599 ext 87830.

Obrigado pelo seu tempo e por considerar fazer parte deste projeto,
Com os melhores cumprimentos,
Dra. Belinda Loring

APROVADO PELO COMITÉ DE ÉTICA DOS PARTICIPANTES HUMANOS DA UNIVERSIDADE

DE AUCKLAND EM 11 de abril de 2007 por 3 anos (de 11/04/2007 a 11/04/2010), Número de referência 2007/055

Appendix 8 - Tabela de provas da revisão da literatura

Author	Year	Description
Evidence relating to Māori		
Patten, D. et al	1993	New Zealand Department of Health report, including review of evidence and recommendations on strategies to increase childhood immunisation coverage amongst hard to reach groups. Including, but not limited to Māori.
Dumble, F (76)	1997	Analysis of MMR coverage and consent status of school-aged children in Midland region, during mass immunisation campaign for 1997 measles epidemic. Poor quality ethnicity data.
Rainger et al (8)	1998	Door-to door survey of 750 homes in Northland with a child aged 2-3 years, to ascertain immunisation coverage and beliefs. Cluster sampling, within 30 residential clusters in each of 5 sub-regions, using same method as 1992 national survey. Breakdown of participants by ethnicity not given.
National Health Committee (77)	1999	A New Zealand National Health Committee critique of the New Zealand Health Funding Authority's efforts to improve immunisation coverage amongst hard to reach groups, incorporating a review of evidence and further recommendations.
Turner et al (10)	2000	Review of evidence on interventions to improve immunisation coverage, accompanied with recommendations for strategies to improve immunisation coverage in New Zealand
Pertousis-Harris et al (79)	2002	Focus groups (n=7) and one-on-one interviews (n=16) with Māori and NZ European mothers of fully, partially and unimmunised children, to elicit attitudes towards immunisation and perceived barriers to immunisation.
Pertousis-Harris et al (80)	2002	Telephone survey of 500 randomly selected households with a child < 18 months old (69% NZ European, 9% Māori), to identify parental knowledge and concerns about immunisation. Under-representative of low-income, low-educational backgrounds
Pertousis-Harris et al (62)	2004	Written questionnaire of 194 parents of children in year 1-6 at a low, medium and high socio-economic school in Auckland, to elicit attitudes to school based immunisation programmes. Low response from Māori and low-socioeconomic group.
CBG Health Research (64)	2006	Independent evaluation of the National MeNZB™ programme, commissioned by the Ministry of Health
Evidence relating to other indigenous groups		
Kelly, H	1993	Cross-sectional survey, assessing immunisation status (from variety of sources including school nurse records and maternal report) of 1008 children in western Australia enrolling in Grade 1 at school.
Guthridge S et al	1993	Follow-up of a birth cohort of 461 aboriginal children in the Northern Territory, recording immunisations received up until 2 years of age.
Bond et al	1998	Randomised control trial of 405 children (either 9 months or 16 months of age) identified from national immunisation register as being behind on vaccinations, randomised to two arms to assess effectiveness of home vaccination service.

Thomson J et al	1999	Examined immunisation projects undertaken by divisions of general practice through the Divisions and Project Grants Program in the period from 1993 to mid 1997, and reviewed project characteristics and methodology such as target groups, intervention, needs assessment, aim(s) and outcome(s).
Hanna, J et al	2001	Assessment of influenza and pneumococcal vaccination coverage amongst ATSI adults in Queensland, laboratory reported pneumococcal disease in ATSI adults in the same region, between 1993-2000. Extracted immunisations given to adults identified as ATSI from state immunisation database as numerator, and ATSI population from 1996 census at denominator. No comments on accuracy of this ethnicity data.
Hanna, J et al	2002	A prospective cohort study of pneumococcal vaccination status amongst 199 ATSI infants born in 4 regional Queensland hospitals, followed from birth until 12 months of age. Ethnicity was determined from hospital records. Significantly declining coverage per dose was found.
Strine et al	2003	Reports vaccination coverage for AIAN infants, from 1998-2000 National Immunisation Survey – which surveys immunisation coverage by random-digit-dialling US households, and obtains ethnicity, demographic and immunisation information from parents as well as consent to contact child's immunisation provider. Only children with provider-verified status are included in results, and additional weighting is performed to adjust for non-telephone coverage, response propensity etc.
Couzos, S	2004	A review of inequalities in ATSI child health including practical policy and programme recommendations to bridge the health equity gap for ATSI children, with specific examples given in the areas of immunisation coverage, hearing loss and nutrition.
Hull et al	2004	Assessment of immunisation coverage of ATSI children, using the Australian Childhood Immunisation Register data for the numerator and census data and birth registration data as the denominator – all sources which are noted to under-represent ATSI numbers.
Menzies et al	2004	Australian Government report on vaccine preventable disease rates and vaccination coverage in ATSI people, for 1999-2002. Vaccination coverage data come from two sources: the Australian Childhood Immunisation Register and the 2001 National Health Survey. Immunisation register showed higher ATSI immunisation coverage and lower disparity, than National Health Survey data, although both sources have problems with accurate ethnicity collection.
McIntyre P and Menzies R	2005	Editorial summarising evidence for strategies to reduce immunisation inequalities for ATSI people.
Menzies, R and McIntyre, P	2006	A systematic review of vaccination coverage and policy for indigenous populations in Australia, Canada, New Zealand and the United States, involving 91 articles, but limited methodological appraisal of studies used.
Traeger et al	2006	Description of immunisation programme at Whiteriver Indian Health Service, which through a multidisciplinary community based approach achieved influenza immunisation coverage among American Indian adults that was equal to or higher than other US groups.
Evidence relating to other ethnic minority groups		

Szilagyi, P et al	2002	Cohort study assessing impact on childhood immunisation coverage, by ethnicity, after implementing a community-wide reminder recall and outreach system for childhood immunisations in Rochester, New York.
National Foundation for Infectious Disease (NFID)	2002	NFID report reviewing current situation for ethnic childhood immunisation disparities in the USA, and containing recommendations for interventions and further research.
Larson, E	2003	Review of evidence regarding ethnic immunisation disparities in USA, as well as for causes and strategies to overcome these.
Chu, S et al	2004	Assessment of overall vaccination coverage of USA children aged 19-35 months, by ethnicity, using data from the annual National Immunisation Survey between 1996-2001.
Davis, M	2004	Editorial commenting on current evidence for race-based immunisation recommendations
Hutchins, S et al	2004	A review of childhood measles vaccination coverage and measles incidence, by ethnicity, in the USA from 1989-2001. Notes elimination of ethnic disparities in immunisation coverage and measles disease, and credits "dual strategy" (combination of universal and targeted approaches) as reason for this success.
Niederhauser, V and Stark, M	2005	Review of literature on ethnic immunisation disparities amongst children and adults in the USA, together with recommendations for interventions and future research.
Galea, S et al	2005	Reviews evidence on interventions to reduce ethnic and socioeconomic immunisation disparities and discusses why interventions that are effective in trial conditions may not be so effective in population settings. Recommends community-based, multi-level interventions.
Rust, G	2005	Summary recommendations from the Eliminating Adult Immunization Disparities Symposium (USA, 2005)
Kicera, TJ et al	2005	Summary of the Racial and Ethnic Adult Disparities in
		Immunization Initiative (READII)
Luman, E et al	2006	Assessment of varicella vaccination coverage of USA infants, by ethnicity, using data from the annual National Immunisation Survey between 1997-2004.
Morita, J	2006	Case-study of the Racial and Ethnic Adult Disparities in Immunization Initiative (READII), as used in Chicago in 2002.
Lindley, M et al	2006	Cross-sectional telephone survey of 1859 White and 1684 African-American adults over 65, to investigate ethnic differences in attitudes toward influenza vaccination.
Barker, L et al	2006	An assessment of coverage of childhood immunisations in White compared with African-American children (using data from the National Immunisation Surveys), stratified for locations and socio-economic status, between 1998-2003. Found that immunisation disparities appeared to be widening in some regions.
CDC	2006	Report of the results of the 2005 National Immunisation Survey in the USA. Found minimal ethnic disparities in childhood immunisation coverage.
Chen, JY et al	2006	Telephone survey of 2208 adults aged 50-75, from 76 faith-based congregations in Los Angeles and Honolulu, of diverse mix of self-identified ethnicities, to ascertain attitudes and perceived barriers to influenza immunisation. Found some qualitative differences between attitudes/barriers reported by different ethnic groups.

O'Malley, AS et al	2006	Cross-sectional analysis comparing variety of patient, physician, health-system and area-level factors to likelihood of adult Medicare beneficiaries receiving influenza or pneumococcal vaccination, in order to determine contribution of these factors towards explaining ethnic immunisation disparities. Found that a total of only 7% of ethnic immunisation disparities were explained by factors measured.
Evidence relating to adolescents		
Jones, S	1980	School-based control trial of the effect of an education programme about rubella for 11-12 year old girls, on subsequent return of parental consent to receive rubella vaccination in school.
Dobson, S et al	1995	Assessment of a hepatitis B vaccination program offered to all grade 6 students in British Columbia in 1992. A total of 127,922 vaccine doses were administered. Initial enrolment totalled 43,358 students or 95.4% of those eligible. The series was completed by 41,594 students (95.6%). Concluded that school-based programs for universal vaccination of preadolescents can be highly acceptable and efficient.
Averhoff, F et al	1997	Article outlining the recommendations of the Advisory Committee on Immunisation Practices, the American Academy of Pediatrics, the American Academy of Family Physicians and the American Medical Association, calling for a new strategy for vaccinating 11-12 year olds by establishing a routine visit at that age to primary care providers.
Boyer-Chuanroong, L et al	1997	Report of a 3 year demonstration programme of a free, school-based hepatitis B vaccination programme for adolescents in San Francisco. Gives qualitative recommendations for how such a programme could be improved, but does not report coverage breakdown by ethnicity.
Cassidy, W.	1998	Evaluation of coverage achieved after 5 years of school-based hepatitis B vaccination the Baton Rouge area, concluding that school-based vaccination programs can be highly efficient and effective.
Shefer, A et al	1999	Systematic review of evidence for strategies to improve immunisation coverage, involving 197 studies.
Middleman, A et al	1999	Investigations of whether demographic variables were predictors of completion of hepatitis B immunisation among adolescents in USA. Higher incomes, White ethnicity and female gender were all positively associated with immunisation completion.
Task Force on Community Preventive Services	2000	Recommendations for interventions to improve vaccination coverage in children, adolescents and adults, (based on the systematic review by Shefer et al)
Wilson, T et al	2000	A descriptive study assessing factors influencing participation and completion rates in a school-based Hepatitis B vaccination program of 18,046 students in public and private schools in the metropolitan Kansas City. Schools with a large population of commercially insured students reported low participation rates (65%), but high completion rates (85%). Schools with a high number of Medicaid-eligible students had high participation rates (97%), but low completion rates (67%).
Goldstein, S et al	2001	Describes results from a school-based hepatitis B vaccination programme in Louisiana, but does not include information about ethnicity.

Gonzalez, I et al	2002	Assessment of hepatitis B immunisation coverage amongst adolescents enrolled in 3 large HMOs in the USA. Did not evaluate coverage by ethnicity.
Middleman, AB	2003	Assessment of consent and vaccination rates, by ethnicity, gender and socio-economic status, for a publicly funded adolescent school-based hepatitis B vaccination programme in the USA between 1998-2000.
Humiston, S and Rosenthal, S	2005	Application of the CDC's Taskforce on Community Preventive Services framework (of barriers occurring at systems, providers and individual levels), to the consideration of how best to intervene to improve adolescent immunisation coverage in the USA.
Zimet, G	2005	Qualitative review of literature regarding the attitudes of parents, providers and individuals toward the HPV vaccination.
National	2005	Report on strategies to increase adolescent immunisation
Foundation for Infectious Disease (NFID)		rates, for an American context.
Brabin, L et al	2006	Questionnaire to parents of year 7 students in UK, to ascertain attitudes and knowledge about the HPV vaccination.
Constantine, N and Jerman, P	2007	Random telephone survey in California to ascertain parental attitudes towards HPV vaccination for their daughters, by ethnicity.

Referências

1. Johnson TP, Bowman PJ. Cross-cultural sources of measurement error in substance use surveys. Subst Use Misuse. 2003 Aug;38(10):1447-90.
2. Braveman P. Health disparities and health equity: concepts and measurement (Disparidades na saúde e equidade na saúde: conceitos e medição). Annu Rev Public Health. 2006;27:167-94.
3. Jones C. Comentário convidado: "Race", racism and the practice of epidemiology. American Journal of Epidemiology. 2001 ;154(4):299-304.
4. Richards H, Reid M, Watt G. Victim-blaming revisited: a qualitative study of beliefs about illness causation, and responses to chest pain. Fam Pract. 2003 Dec;20(6):711-6.
5. Castellsague X, Diaz M, de Sanjose S, Munoz N, Herrero R, Franceschi S, et al. Worldwide human papillomavirus etiology of cervical adenocarcinoma and its cofactors: implications for screening and prevention [ver comentário]. J Natl Cancer Inst. 2006 Mar 1 ;98(5):303-15.
6. Munoz N, Bosch FX, Castellsague X, Diaz M, de Sanjose S, Hammouda D, et al. Contra que tipos de papilomavírus humano devemos vacinar e rastrear? A perspetiva internacional [ver comentário]. Int J Cancer. 2004 Aug 20;111(2):278-85.
7. Ministério da Saúde. Alcançar a saúde para todas as pessoas - um quadro de ação no domínio da saúde pública para a Estratégia de Saúde da Nova Zelândia. Wellington: Ministério da Saúde; 2002.
8. Rainger W, Solomon N, Jones N, Jarman J, Turner N, Lennon D, et al. Cobertura da imunização e factores de risco para o insucesso da imunização em Auckland e Northland. New Zealand Public Health Report 1998 Jul;5(7):49-51.
9. Turner N. Immunisation delivery in New Zealand (Vacinação na Nova Zelândia). Auckland: Centro Consultivo de Imunização, Universidade de Auckland; 2006.
10. Turner N, Baker MA, Carr J, Mansoor O. Improving immunisation coverage: what needs to be done? New Zealand Public Health Report 2000 Mar-Abr;7(3/4):11-4.
11. Ministério da Saúde. Immunisation handbook 2006 (Manual de imunização 2006). Wellington,

N.Z.: Ministério da Saúde; 2006.
12. Ministro da Saúde, Ministro Adjunto da Saúde. Ele Korowai Oranga: Estratégia de Saúde Maori. Wellington: Ministério da Saúde; 2002.
13. Blakely T, Tobias M, Robson B, Ajwani S, Bonne M, Woodward A. Alargamento das disparidades étnicas em matéria de mortalidade na Nova Zelândia entre 1981 e 1999. Soc Sci Med. 2005 Nov;61(10):2233-51.
14. Bramley D, Hebert P, Tuzzio L, Chassin M. Disparities in indigenous health: A cross-country comparison between New Zealand and the United States. Am J Public Health. 2005 May;95(5):844-50.
15. Bramley D, Hebert P, Jackson R, Chassin M. Indigenous disparities in disease-specific mortality, a cross-country comparison: New Zealand, Australia, Canada, and the United States. N Z Med J. 2004 Dec 17;117(1207):U1215.
16. Reid P, Robson B, Jones CP. Disparidades em saúde: mitos comuns e verdades incomuns. Pac Health Dialog. 2000 Mar;7(1):38-47.
17. Towns C, Watkins N, Salter A, Boyd P, Parkin L. The Orewa Speech: another threat to Maori health?[ver comentário], N Z Med J. 2004 Nov 5;117(1205):U1145.
18. Ajwani S, Nova Zelândia. Ministério da Saúde, Escola de Medicina e Ciências da Saúde de Wellington. Departamento de Saúde Pública. Decades of disparity : ethnic mortality trends in New Zealand 1980-1999 (Décadas de disparidade: tendências de mortalidade étnica na Nova Zelândia 1980-1999). Wellington, N.Z.: Ministério da Saúde; 2003.
19. Organização Mundial de Saúde. Documentos básicos. A Organização. Genebra: OMS; 1948.
20. Durie M. Whaiora: Desenvolvimento da saúde Maori. 2.ª ed. Auckland, N.Z.: Oxford University Press; 1998.
21. Cram F, Smith L, Johnstone W. Mapping the themes of Maori talk about health (Mapear os temas do discurso Maori sobre saúde). New Zealand Medical Journal 2003;116(1170).
22. Auditoria do cancro do colo do útero, Universidade de Auckland. Relatório de auditoria do cancro do colo do útero. Wellington: Ministério da Saúde; 2004.
23. Serviço de Informação Sanitária da Nova Zelândia. Cancro: New Registrations and Deaths 2002. 2006 [citado 20 de setembro de 2006]; Disponível em: http://www.nzhis.govt.nz/publications/cancer02.pdf
24. Jensen R. White people need to acknowledge benefits of unearned privilege (Os brancos precisam de reconhecer os benefícios do privilégio não merecido). Baltimore Sun. 1998 julho 19.
25. Manglitz E. Challenging white privilege in adult education: a critical review of the literature (Desafiando o privilégio branco na educação de adultos: uma revisão crítica da literatura). Adult Education Quarterly. 2003;53(2):119-34.
26. McIntosh P. White privilege (Privilégio branco): Desfazendo a mochila invisível. Paz e Liberdade. 1989(edição de julho/agosto):10-2.
27. Rothenberg PS, editor. White Privilege: Essential Readings on the Other Side of Racism [Leituras essenciais sobre o outro lado do racismo]: Worth; 2004.
28. Woodward A. What makes populations vulnerable to ill health? N Z Med J. 1996 Jul 26;109(1026):265-7.
29. Comissão dos Serviços do Estado. A história do Tratado. 2004-2006 [citado; Disponível em: http://www.treatyofwaitangi.govt.nz/story/signingtreaty.php
30. Te Puni Kokiri. Ele Tirohanga 6 Kawa ki te Tiriti o Waitangi: Um guia para os princípios do Tratado de Waitangi, conforme expresso pelos tribunais e pelo Tribunal de Waitangi. Wellington: Te Puni Kokiri 2001.
31. Laing P, Pomare E. Maori health and the health care reforms. Health Policy. 1994 Jul-Ago;29(1-2):143-56.
32. Reid P. Nga mahi whakahaehae a te tangata tiriti. In: Davis P, Dew K, editores. Health and

Society in Aotearoa/New Zealand (Saúde e Sociedade em Aotearoa/Nova Zelândia). Primeira edição. Melbourne: Oxford University Press; 1999.
33. Ministério da Saúde. Whakatataka Tuarua: Plano de Ação para a Saúde Maori 20062011: Documento para discussão. Wellington: Ministério da Saúde; 2006.
34. Durie M. Nga kahui pou : launching Maori futures. Wellington, N.Z.: Huia; 2003.
35. Comissão dos Direitos do Homem. Projeto de Declaração das Nações Unidas sobre os Direitos dos Povos Indígenas. Genebra: Nações Unidas; 1994 1-26 de agosto de 1994.
36. Ministério da Saúde. A Estratégia de Saúde da Nova Zelândia. Wellington: Ministério da Saúde, 2000.
37. Nova Zelândia. Ministério da Saúde. Whakatataka: Plano de ação para a saúde Maori, 2002-2005. Wellington, N.Z.: Ministério da Saúde; 2002.
38. Ministério da Saúde. Reduzir as desigualdades na saúde. Wellington: Ministério da Saúde; 2002.
39. Ministério da Saúde. Imunização na Nova Zelândia: Direcções estratégicas 2003-2006. Wellington: Ministério da Saúde; 2003.
40. Ministério da Saúde. The New Zealand Cancer Control Strategy (Estratégia neozelandesa de controlo do cancro). Wellington: Ministério da Saúde; 2003.
41. Governo da Nova Zelândia. Lei da Saúde Pública e da Deficiência da Nova Zelândia de 2000. 2000 [citado em 16 de setembro de 2006]; Disponível em: http://www.legislation.govt.nz/libraries/contents/om isapi.dll?clientID=820 71&infobase=pal statutes.nfo&jump=a2000-091&softpage=DQC
42. Organização Mundial de Saúde. Estratégia de saúde reprodutiva para acelerar os progressos no sentido da realização dos objectivos e metas internacionais de desenvolvimento. Genebra: OMS; 2005.
43. Pollack A, Balkin M, Edouard L, Cutts F, Broutet N. Assegurar o acesso às vacinas contra o HPV através de serviços integrados: uma perspetiva de saúde reprodutiva. Boletim da Organização Mundial de Saúde. 2007 Jan;85(1):57-62.
44. Consultadoria de Saúde Pública e Te RopQ Rangahau a Eru Pbmare, Escola de Medicina e Ciências da Saúde de Wellington. Combater as desigualdades: passar da teoria à ação. Wellington: Ministério da Saúde; 2004.
45. Signal L. Tackling inequalities through health promotion action (Combater as desigualdades através de acções de promoção da saúde). Boletim Informativo do Fórum de Promoção da Saúde da Nova Zelândia. 2002(56):10.
46. Franco EL, Harper DM. Vaccination against human papillomavirus infection: a new paradigm in cervical cancer control (Vacinação contra a infeção pelo papilomavírus humano: um novo paradigma no controlo do cancro do colo do útero). Vaccine. 2005 Mar 18;23(17-18):2388-94.
47. Franceschi S. The IARC commitment to cancer prevention: the example of papillomavirus and cervical cancer. Recent Results Cancer Res. 2005;166:277-97.
48. Lo M. Gardasil: Perguntas frequentes sobre a vacina. New Zealand Doctor. 2006 20 de setembro de 2006.
49. Stanley MA. Vacinas contra o papilomavírus humano. Rev Med Virol. 2006 May-Jun;16(3):139-49.
50. De Marco F, Houissa-Kchouk F, Khelifa R, Marcante ML. Tipos de HPV de alto risco na Tunísia. Um estudo piloto revela uma prevalência inesperadamente elevada dos tipos 58 e 82 e a ausência do HPV 18 entre as prostitutas. J Med Virol. 2006 Jul;78(7):950-3.
51. Lin H, Ma Y-Y, Moh J-S, Ou Y-C, Shen S-Y, ChangChien C-C. High prevalence of genital human papillomavirus type 52 and 58 infection in women attending gynecologic practitioners in South Taiwan. Gynecol Oncol. 2006 Apr;101(1):40-5.
52. Maehama T. Epidemiological study in Okinawa, Japan, of human papillomavirus infection of

the uterine cervix. Infect Dis Obstet Gynecol. 2005 Jun;13(2):77-80.
53. Chandeying V, Garland SM, Tabrizi SN. Prevalência e tipagem do vírus do papiloma humano (HPV) entre trabalhadoras do sexo e mulheres em ambulatório no sul da Tailândia. Sex Health. 2006 Mar;3(1):11-4.
54. Chaturvedi AK, Dumestre J, Gaffga AM, Mire KM, Clark RA, Braly PS, et al. Prevalência dos genótipos do papilomavírus humano em mulheres de três contextos clínicos. J Med Virol. 2005 Jan;75(1):105-13.
55. ABC Radio National. Prevalência do genótipo do papilomavírus humano nas mulheres australianas. The Health Report: Transcript 2006 7th August 2006 [cited 1st September 2006]; Disponível em: http://www.abc.net.aU/rn/healthreport/stories/2006/1704762.htm#
56. Dêem às raparigas vacinas contra o cancro gratuitamente, diz o lobby. New Zealand Herald. 2006 Sep 11 2006.
57. Reuters Health Information. CDC vai subsidiar vacina da Merck contra o cancro do colo do útero. 2006 [citado em 9 de novembro de 2006]; Disponível em: http://www.medscape.com/viewarticle/547012 print
58. Conferência Nacional de Legislaturas Estaduais. Recursos da NCSL - Legislação sobre a vacina contra o HPV 2007. 2007, 31 de maio de 2007 [citado em 4 de junho de 2007]; Disponível em: http://www.ncsl.org/ programs/health/HPVvaccine.htm
59. Departamento de Saúde e Envelhecimento, Governo Australiano. Financiamento do Governo Australiano Of Gardasil®. 2006 29 de novembro de 2006 [citado em 3 de maio de 2007]; Disponível em: http://www.health.gov.au/internet/wcms/publishing.nsf/Content/gardasil_hpv.htm
60. Sociedade Canadiana do Cancro. Canadian Cancer Society Applauds Funding for HPV Vaccine Announced in Federal Budget [Sociedade Canadiana contra o Cancro aplaude o financiamento da vacina contra o HPV anunciado no orçamento federal]. 2007 20th March 2007 [cited 31st May 2007]; Disponível em: http://www.cancer.ca/ccs/_internet/ mediareleaselist/ 0,3208,3172 1613121 606 1807374332 langld-en,00.html
61. Hirschler B, Reuters Ltd. Alemanha e Itália apoiam a vacina da Merck contra o HPV para raparigas. 2007 March 26th 2007 [cited 31st May 2007]; Disponível em: http://www.reuters.com/article/ governmentFilingsNews/iclLISL2653863420 070326
62. Petousis-Harris H, Turner N, Soe B. Parent views on school based immunisation (Opinião dos pais sobre a imunização nas escolas). The New Zealand Family Physician. 2004 agosto de 2004;31(4):222-8.
63. Turner N. Immunisation Advisory Centre, School of Population Health, University of Auckland; setembro de 2006. p. Comunicação pessoal.
64. CBG Health Research. Avaliação da Implementação Nacional da Imunização Meningocócica Relatório Final de Auckland: Relatório preparado para o Ministério da Saúde, novembro de 2006; 2006.
65. Smith LT, Reid P. Desenvolvimento da Investigação Maori: Princípios e práticas Kaupapa Maori - uma revisão da literatura: Instituto Internacional de Investigação para a Educação Maori e Indígena (IRI), Universidade de Auckland, e Te Ropu Rangahau a Eru Pomare, Escola de Medicina de Wellington, Universidade de Otago; 2000.
66. Smith LT. Em terreno complicado: pesquisando o nativo na era da incerteza. In: Denzin NK, Lincoln YS, editores. The SAGE handbook of qualitative research. 3ª ed. Thousand Oaks: Sage Publications; 2005.
67. Pihama L. Tihei Mauri Ora: Honrando as Nossas Vozes. Mana Wahine como um Quadro Teórico Kaupapa Maori [Tese de Doutoramento não publicada]: Universidade de Auckland; 2001.
68. Smith LT. Decolonizing methodologies : research and indigenous peoples. Nova Iorque e Dunedin: Zed Books & University of Otago Press; 1998.

69. Marie D, Haig B. A metodologia de investigação Kaupapa Maori é credível? New Zealand Skeptic. 2006;81 (primavera de 2006).
70. Curtis ET. Auckland; 2007. p. Comunicação pessoal.
71. Cram F. Rangahau Maori: Tona tika, tona pono - a validade e a integridade da investigação Maori. Em: Tolich M, editor. Ética da investigação em Aotearoa Nova Zelândia. Auckland, Nova Zelândia: Pearson Education; 2001.
72. Michie M. O papel dos mediadores culturais no ensino intercultural das ciências: uma proposta de investigação. 34ª Conferência Anual da Associação Australiana de Investigação em Educação Científica. Melbourne, Austrália; 10-12 de julho de 2003.
73. Dawson N. Líder de projectos, Kidz First Public Health Nursing, Conselho de Saúde do Distrito de Counties Manukau, Auckland; 29 de março de 2007. p. Comunicação por correio eletrónico.
74. Gallagher C. Patient demographics - ethnic origin (Dados demográficos dos doentes - origem étnica). Auckland: PiMs Business Support Co-ordinator, Conselho de Saúde do Distrito de Counties Manukau; 2005.
75. Gallagher C. PiMs Functional Specialist, Conselho de Saúde do Distrito de Counties Manukau; 2007. p. Comunicação por correio eletrónico.
76. Dumble F. Coverage of the measles vaccination campaign in the Midland Region (Cobertura da campanha de vacinação contra o sarampo na região de Midland). Hamilton: Unidade de Saúde Pública, Autoridade de Financiamento da Saúde; 1997.
77. Comité Nacional de Saúde. Review of the wisdom and fairness of the HFA strategy for immunisation of 'hard-to-reach' children (Revisão da sabedoria e justiça da estratégia HFA para imunização de crianças de difícil acesso). Wellington; 1999.
78. Patten D, Brinsdon S, Kirk R. Increasing childhood immunisation coverage: an investigation of strategies for improving delivery to specific population groups. Wellington: Departamento de Saúde; 1993.
79. Petousis-Harris H, Goodyear-Smith F, Godinet S, Turner N. Barriers to childhood immunisation among New Zealand mothers (Barreiras à imunização infantil entre as mães da Nova Zelândia). New Zealand Family Physician. 2002 December;29(6):396-401.
80. Petousis-Harris H, Turner N, Kerse N. New Zealand mothers' knowledge of and attitudes towards immunisation. New Zealand Family Physician. 2002 agosto;29(4):240-6.
81. Nairn R, Pega F, McCreanor T, Rankine J, Barnes A. Media, racism and public health psychology. Journal of Health Psychology. 2006 Mar;11 (2):183-96.
82. Riddell T. Heart failure hospitalisations and deaths in New Zealand: patterns by deprivation and ethnicity (hospitalizações e mortes por insuficiência cardíaca na Nova Zelândia: padrões por privação e etnia). N Z Med J. 2005 Jan 28;118(1208):U1254.
83. Harris R, Tobias M, Jeffreys M, Waldegrave K, Karlsen S, Nazroo J. Racism and health: the relationship between experience of racial discrimination and health in New Zealand (Racismo e saúde: a relação entre a experiência de discriminação racial e a saúde na Nova Zelândia). Soc Sci Med. 2006 Sep;63(6):1428-41.
84. Ministério da Saúde. Resumo da cobertura do MeNZB™ - Nacional. 2006 [citado 18th março 2007]; Disponível em: http://www.moh. govt, nz/moh. nsf/pagesmh/5085/$File/coverage-summary- national.pdf
84. Hanna JN, Bullen RC, Ziegler CL, Akee T, Dostie BG, Lort-Phillips K. An assessment of the implementation of the pneumococcal conjugate vaccination program for Aboriginal and Torres Strait infants in north Queensland. Commun Dis Intell. 2003;27(2):262-6.
85. Gonzalez IM, Averhoff FM, Massoudi MS, Yusuf H, DeStefano F, Kramarz P, et al. Vacinação contra a hepatite B entre adolescentes em 3 grandes organizações de manutenção da saúde. Pediatria. 2002 Nov; 110(5):929-34.
86. Middleman AB, Robertson LM, Young C, Durant RH, Emans SJ. Preditores do tempo para a

conclusão da série de vacinação contra hepatite B entre adolescentes. [ver comentário]. J Adolesc Health. 1999 Nov;25(5):323-7.

87. Centros de Controlo e Prevenção de Doenças. Effectiveness of a seventh grade school entry vaccination requirement-statewide and Orange County, Florida, 1997-1998 [Eficácia de um requisito de vacinação à entrada na escola do sétimo ano - em todo o estado e no Condado de Orange, Florida, 1997-1998]. MMWR Morb Mortal Wkly Rep. 1998 Sep 4;47(34):711-5.

88. Menzies R, McIntyre P. Vaccine preventable diseases and vaccination policy for indigenous populations. Epidemiologic Reviews. 2006;28:71-80.

89. Traeger M, Thompson A, Dickson E, Provencio A. Bridging disparity: a multidisciplinary approach for influenza vaccination in an American Indian community. Am J Public Health. 2006 May;96(5):921-5.

90. Strine TW, Mokdad AH, Barker LE, Groom AV, Singleton R, Wilkins CS, et al. Cobertura vacinal de crianças indígenas americanas/nativas do Alasca com idades compreendidas entre os 19 e os 35 meses: resultados do Inquérito Nacional de Imunização, 1998-2000. Am J Public Health. 2003 December;93(12):2046-9.

91. Hutchins SS, Jiles R, Bernier R. Elimination of measles and of disparities in measles childhood vaccine coverage among racial and ethnic minority populations in the United States (Eliminação do sarampo e das disparidades na cobertura da vacina contra o sarampo na infância entre as populações de minorias raciais e étnicas nos Estados Unidos). J Infect Dis. 2004 May 1;189 Suppl 1 :S146-52.

92. Hanna JN, Malcolm R, Vlack S, Andrews D. The vaccination status of Aboriginal and Torres Strait Island children in far north Queensland (O estado de vacinação das crianças aborígenes e das ilhas do Estreito de Torres no extremo norte de Queensland). Aust N Z J Public Health. 1998;22:664-8.

93. Kelly H. Vacinação infantil nas zonas rurais da Austrália Ocidental: As crianças aborígenes têm melhores resultados nas zonas mais remotas. Commun Dis Intell. 1993;17:30-2.

95. Wronski I, Grant M, Stronach P, May J. Improving Aboriginal and TSI childhood immunisation (Melhorar a imunização infantil dos aborígenes e das ETI). Townsville, Queensland, Austrália: Departamento de Saúde Pública e Medicina Tropical, Universidade James Cook, 1996.

96. Hull BP, McIntyre PB, Couzos S. Evaluation of immunisation coverage for aboriginal and Torres Strait Islander children using the Australian Childhood Immunisation Register (Avaliação da cobertura de vacinação para crianças aborígenes e das Ilhas do Estreito de Torres utilizando o Registo Australiano de Vacinação Infantil). Aust N Z J Public Health. 2004 Feb;28(1):47-52.

97. Menzies R, McIntyre P, Beard F. Vaccine preventable diseases and vaccination coverage in Aboriginal and Torres Strait Islander people, Australia, 1999 to 2002. Commun Dis Intell. 2004;28(2):127-59.

98. Guthridge S, Patel M. High immunisation uptake for two year olds in the remote Northern Territory. Commun Dis Intell. 1993;1993(17):566-7.

99. McIntyre PB, Menzies RI. Immunisation: reducing health inequality for Indigenous Australians (Imunização: reduzindo a desigualdade na saúde dos indígenas australianos). Os programas de vacinação podem atuar como um paradigma para programas de saúde eficazes na população indígena. Medical Journal of Australia. 2005 Mar 7;182(5):207-8.

100. Bond L, Nolan T, Lester R. Home vaccination for children behind in their immnuisation schedule: a randomised control trial (vacinação em casa para crianças com atraso no calendário de imunização: um ensaio de controlo aleatório). Medical Journal of Australia. 1998;168(10):487-90.

101. Couzos S. Practical measures that improve human rights - towards health equity for Aboriginal children (Medidas práticas que melhoram os direitos humanos - para a igualdade na saúde

das crianças aborígenes). Health Promotion Journal of Australia 2004 December;!5(3):186-92.

102. Thomson J, Hilditch A, Pirkis J, Dunt D. Immunisation initiatives in general practice: important lessons from Division projects. Australian Family Physician. 1999;28(12):1290-7.

103. Barker LE, Chu SY, Smith PJ. Disparidades raciais/étnicas nas imunizações pré-escolares: Estados Unidos, 1996-2001. Am J Public Health. 2004 junho;94(6):906.

104. Chu SY, Barker LE, Smith PJ. Racial/ethnic disparities in preschool immunizations: United States, 1996-2001 .[ver comentário]. Am J Public Health. 2004 Jun;94(6):973-7.

105. Lindley MC, Wortley PM, Winston CA, Bardenheier BH. O papel das atitudes na compreensão das disparidades na vacinação de adultos contra a gripe. Am J Prev Med. 2006 Oct;31(4):281-5.

106. O'Malley AS, Forrest CB. Immunization disparities in older Americans: determinants and future research needs (Disparidades de imunização em americanos mais velhos: determinantes e necessidades futuras de investigação). Am J Prev Med. 2006 Aug;31(2):150-8.

107. Rust G. Resumo: pontos a reter do simpósio sobre a eliminação das disparidades na vacinação de adultos. Ethn Dis. primavera de 2005;15(suppl 3):S327-28.

108. Barker LE, Chu SY, Smith PJ. Disparidades nas imunizações [comentário]. Am J Public Health. 2004 Jun;94(6):906.

109. Centros de Controlo e Prevenção de Doenças. Cobertura vacinal nacional, estadual e em áreas urbanas entre crianças de 19 a 35 meses de idade - Estados Unidos, 2005. MMWR Morb Mortal Wkly Rep. 2006 Sep 15;55(36):988-93.

110. Szilagyi PG, Schaffer S, Shone L, Barth R, Humiston SG, Sandler M, et al. Reduzir as disparidades geográficas, raciais e étnicas nas taxas de imunização infantil através da utilização de intervenções de recordação/recall em práticas urbanas de cuidados primários. Pediatrics. 2002 Nov;110(5):e58.

111. Simpson L. Lost in translation? Reflectindo sobre o papel da investigação na melhoria dos cuidados de saúde para as crianças. Health Affairs. 2004;23(5): 125-30.

112. Luman ET, Ching PLYH, Jumaan AO, Seward JF. Uptake of varicella vaccination among young children in the United States: a success story in eliminating racial and ethnic disparities (Vacinação contra a varicela em crianças pequenas nos Estados Unidos: uma história de sucesso na eliminação de disparidades raciais e étnicas). Pediatrics. 2006 Apr;117(4):999-1008.

113. Chen J, Fox S, Cantrell C, Stockdale S, Kagawa-Singer M. Health disparities and prevention: racial/ethnic barriers to flu vaccinations. Journal of Community Health. 2007 Feb;32(1):5-20.

114. Kicera TJ, Douglas M, Guerra FA. Modelos de boas práticas que funcionam: os programas da Iniciativa de Imunização de Disparidades Raciais e Étnicas em Adultos (READII) do CDC. Ethn Dis. 2005;15(2 Suppl 3):S3-17-S3-20.

115. Morita J. Addressing racial and ethnic disparities in adult immunization, Chicago. J Public Health Manag Pract. 2006 Jul-Aug;12(4):321-9.

116. Galea S, Sisco S, Vlahov D. Reducing disparities in vaccination rates between different racial/ethnic and socioeconomic groups: the potential of community-based multilevel interventions. J Ambulatory Care Manage. 2005 Jan-Mar;28(1):49-59.

117. Zimet GD. Melhorar a saúde dos adolescentes: enfoque na aceitação da vacina contra o HPV. J Adolesc Health. 2005 Dec;37(6 Suppl) :S17-23.

118. Constantine N, Jerman P. Acceptance of human papillomavirus vaccination among Californian parents of daughters: a representative statewide analysis (Aceitação da vacinação contra o papilomavírus humano entre pais de filhas na Califórnia: uma análise representativa de todo o estado). J Adolesc Health. 2007 Feb;40(2):108-15.

119. Briss PA, Rodewald LE, Hinman AR, Shefer AM, Strikas RA, Bernier RR, et al. Revisões das

provas relativas a intervenções para melhorar a cobertura vacinal em crianças, adolescentes e adultos. O Grupo de Trabalho sobre Serviços Preventivos Comunitários. Am J Prev Med. 2000 Jan;18(1 Suppl):97-140.

120. Grupo de Trabalho sobre Serviços Preventivos Comunitários. Recomendações relativas a intervenções para melhorar a cobertura vacinal em crianças, adolescentes e adultos. . Am J Prev Med. 2000 Jan;18(1 Suppl):92-6.

121. Shefer A, Briss P, Rodewald L, Bernier R, Strikas R, Yusuf H, et al. Improving immunization coverage rates: an evidence-based review of the literature. Epidemiologic Reviews. 1999;21 (1):96-142.

122. Fundação Nacional para as Doenças Infecciosas. Adolescent Vaccination: a report on strategies to increase adolescent immunization rates [Vacinação de adolescentes: um relatório sobre estratégias para aumentar as taxas de imunização de adolescentes]. Bethesda, EUA: Fundação Nacional para as Doenças Infecciosas; 2005.

123. Averhoff F, Williams W, Hadler S. Immunization of adolescents (Imunização de adolescentes). American Family Physician. 1997 Jan;55(1):159-67.

124. Szilagyi PG, Schaffer S, Barth R, Shone LP, Humiston SG, Ambrose S, et al. Effect of telephone reminder/recall on adolescent immunization and preventive visits: results from a randomized clinical trial. Arch Pediatr Adolesc Med. 2006 Feb;160(2):157-63.

125. Cypress BK. Patterns of ambulatory care in pediatrics (Padrões de cuidados ambulatórios em pediatria): The National Ambulatory Medical Care Survey. Vital & Health Statistics - Series 13: Data From the National Health Survey. 1983 Oct;75:1-60.

126. Boyer-Chuanroong L, Woodruff BA, Unti LM, Sumida YU. Immunizations from ground zero: lessons learned in urban middle schools [Imunizações a partir do zero: lições aprendidas em escolas urbanas de ensino médio]. J Sch Health. 1997 Sep;67(7):269-72.

127. Cassidy W. Programas de imunização contra a hepatite B em adolescentes nas escolas nos Estados Unidos: estratégias e sucessos. Pediatr Infect Dis J. 1998 Jul;17(7 Suppl):S43-6.

128. Cassidy WM. Vacinação contra hepatite B na escola para adolescentes. J La State Med Soc. 1999 Dez;151(12):622-6.

129. Dobson S, Scheifele D, Bell A. Avaliação de um programa universal de vacinação contra hepatite B baseado na escola. [ver comentário]. Jama. 1995 Oct 18;274(15) :1209-13.

130. Goldstein ST, Cassidy WM, Hodgson W, Mahoney FJ. Fatores associados à participação do aluno em um programa de imunização contra hepatite B baseado na escola. J Sch Health. 2001 maio;71 (5):184-7.

131. Wilson T, Harman S. Análise de um programa de imunização contra a hepatite B baseado na escola, bi-estadual e multi-distrital. J Sch Health. 2000 Dec;70(10):408-12.

132. Rickert D, Deladisma A, Yusuf H, Averhoff F, Brink E, Shih S. Adolescent immunizations, are we ready for a new wave? Am J Prev Med. 2004 Jan;26(1):22-8.

133. Middleman AB. Disparidades de raça / etnia e gênero na utilização de uma iniciativa de imunização contra hepatite B baseada na escola. J Adolesc Health. 2004 maio;34(5):414-9.

134. Jones S. Health education to improve rubella immunisation in schools (Educação para a saúde para melhorar a vacinação contra a rubéola nas escolas). British Medical Journal. 1980 Sept 6;281:649-50.

135. Barwick H. Improving access to primary care for Maori, and Pacific peoples (Melhorar o acesso aos cuidados primários para os povos Maori e do Pacífico): A literature review commissioned by the Health Funding Authority. 2000 [citado em 15 de maio de 2007]; Disponível em: http://www.moh.govt.nz/moh.nsf/0Z4F31 BB21AD92F9F0CC256F3F0073DB3E/$File/HF Aimprovingaccess.pdf

136. Bolitho S, Huntington A. Experiences of Maori families accessing health care for their unwell children: a pilot study. Nursing Praxis in New Zealand. 2006 Mar;22(1):23-32.

137. Ellison-Loschmann L, Pearce N. Improving access to health care among New Zealand's Maori

population. Am J Public Health. 2006 Apr;96(4):612- 7.
138. Zimet GD. Understanding and overcoming barriers to human papillomavirus vaccine acceptance (Compreender e ultrapassar as barreiras à aceitação da vacina contra o papilomavírus humano). Gurr Opin Obstet Gynecol. 2006 Feb;18 Suppl 1 :s23-8.
139. Waller J, Marlow LAV, Wardle J. Mothers' attitudes towards preventing cervical cancer through human papillomavirus vaccination: a qualitative study. Cancer Epidemiol Biomarkers Prev. 2006 Jul;15(7):1257-61.
140. A vacina contra o cancro do colo do útero traz esperança aos doentes. New Zealand Herald. 2005 Oct 16 2005.
141. Fenwicke R, Purdon G. The sexual activity of 654 fourth form Hawkes Bay students. N Z Med J. 2000;10:460-4.
142. Grupo de Estudo FUTURE II. Vacina quadrivalente contra o papilomavírus humano para prevenir lesões cervicais de alto grau. New England Journal of Medicine. 2007 May 10;356(19):1915-27.
143. Secção de Monitorização e Avaliação Te Puni Kokiri. Fact Sheet 4: Maori living in urban and rural New Zealand. 1999 [citado 19 de maio de 2007]; Disponível em: http://www.tpk.govt.nz/maori/population/fs4urban.pdf
144. Houghton F. Misclassification of racial/ethnic minority deaths: the final colonization Am J Public Health 2002;92(9):1386.
145. Ministério da Saúde. Protocolos de dados sobre etnicidade para o sector da saúde e da deficiência. Wellington: Ministério da Saúde; 2004.
146. Hawe P, Wilson A, Fahey P, Field P, Cunningham AL, Baker M, et al. The validity of parental report of vaccination as a measure of a child's measles immunisation status (A validade do relatório parental de vacinação como medida do estado de imunização da criança contra o sarampo). Med J Aust 1991 ;155(10):681,4-6.
147. Murray CJ, Shengelia B, Gupta N, Moussavi S, Tandon A, M. T. Validity of reported vaccination coverage in 45 countries. Lancet 2003;362(9389): 1022-7.
148. Ministério da Saúde. A health equity assessment tool (equity lens) for tackling inequalities in health (maio de 2004). 2004 [citado 22 de março de 2007]; Disponível em: www.moh.govt.nz/moh.nsf/0/24474C7464606A5ACC25700B0009D6F8/$ File/heattool.doc
149. Ministério da Educação. 2007 Roll Return Guidelines - Primary and Intermediate Schools (Diretrizes para a devolução da lista - Escolas primárias e intermédias). Wellington: Unidade de Gestão de Dados, Ministério da Educação; 2006.

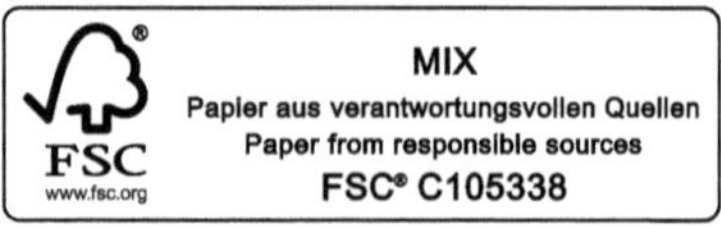

Printed by Books on Demand GmbH, Norderstedt / Germany